U0250662

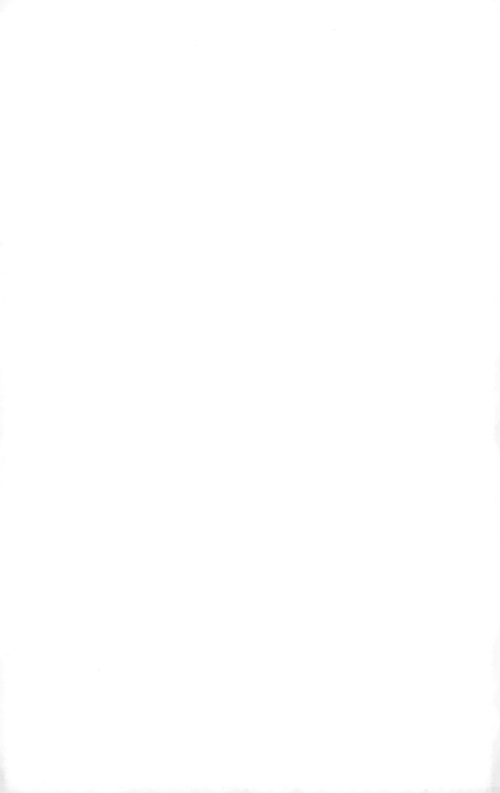

脑机革命

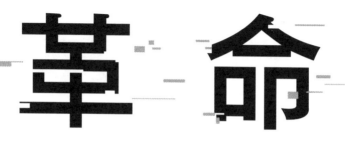

THE NEUROGENERATION

The New Era in Brain Enhancement That Is Revolutionizing the Way
We Think, Work, and Heal

[澳] 谭乐（Tan Le）/ 著
周先武 赵梦瑶 倪雪琪 何文忠 / 译

中信出版集团 | 北京

图书在版编目（CIP）数据

脑机革命 /（澳）谭乐著；周先武等译 . -- 北京：
中信出版社，2021.5
　　书名原文：The NeuroGeneration
　　ISBN 978-7-5217-2830-9

　　Ⅰ . ①脑… Ⅱ . ①谭… ②周… Ⅲ . ①脑科学－人－机
系统—研究 Ⅳ . ① R338.2 ② R318.04

中国版本图书馆 CIP 数据核字（2021）第 033882 号

脑机革命

著　　者：［澳］谭　乐
译　　者：周先武　赵梦瑶　倪雪琪　何文忠
出版发行：中信出版集团股份有限公司
　　　　　（北京市朝阳区惠新东街甲 4 号富盛大厦 2 座　邮编　100029）
承 印 者：天津市仁浩印刷有限公司
开　　本：880mm×1230mm　1/32　　印　张：9.25　　字　数：200 千字
版　　次：2021 年 5 月第 1 版　　　印　次：2021 年 5 月第 1 次印刷
京权图字：01-2020-0371
书　　号：ISBN 978-7-5217-2830-9
定　　价：68.00 元

我们正处于人类历史上脑科学和大脑增强技术重要发展阶段的转折点，而谭乐则是这些成就的见证者和贡献者。其《脑机革命》是一本构思巧妙、引人入胜的书，将带你领略最激动人心的神经技术，可以说这一技术重塑了人类。这本书会让你爱不释手，成为你日后永远的谈资。

克劳斯·施瓦布

世界经济论坛创始人兼主席

谭乐拥有移民、企业家、愿景家等多重身份，她重塑了自己的现实，也正在重塑我们的现实。她在神经科学领域的突破性成就解放了我们的思维能力，创造了一个引领美好未来的平台。作为其延伸性成果,《脑机革命》这本书让我们进一步了解了大脑的运作方式，看到了未来的无限可能性。就像她所从事的工作一样，这本书读来令人振奋，富有极大的启发意义。

泽尼亚·穆哈

迪士尼公司首席公关

凡是有大脑的人或对大脑的治疗能力感兴趣的人都不能错过这本书!《脑机革命》为强大的思维提供了灵感和希望，向我们证明了看似科幻的小说实际上正在发挥着重要作用。

罗杰·克雷格

三次超级碗冠军

遍布全球的科技公司和实验室正在定义着人类的未来，而谭乐这位杰出的作家、思想家和企业家为这些新事物提供了强有力的支撑。《脑机革命》是一本划时代的书，令人振奋，带我们领略了身边的技术，以及大脑这个三磅重的人体器官与技术之间的相互作用。

大卫·伊格曼

斯坦福大学神经科学家、《纽约时报》畅销书作家

大多数有关创新的书都是由那些站在阳台上远远观望的人写的，而《脑机革命》则与众不同。谭乐就是这个伟大时代的创新者之一，她正在创造未来，带领我们一起前进。谭乐的研发正在改变身边一切可以被改变的事物，而她自己的故事同样精彩。对于我们当中那些认为创新的本质是思想胜于物质的人来说，《脑机革命》是一本必读书。

杰夫·德格拉夫

密歇根大学罗斯商学院"创新院长"、教授

科学家一直在探索大脑的奥秘，创新者正在开发能够重塑人类潜力的尖端神经技术，然而，这些进步也给我们的社会带来了前所未有的挑战。谭乐在《脑机革命》中对这个分水岭时代的两面性进行了详细阐释。这本书的及时出现意义重大，令人无比振奋。

迈克尔·麦卡洛

医学博士、BrainMind 公司创始人兼总裁

目
录

•

引　言

第一部分

扩展人类潜能的心智改变工具

第一章　　"神经药房"开张营业：益智药、工具和游戏——
　　　　　改善认知与心理健康

第二章　　思维控制：脑电图技术、神经反馈和脑机接口

第二部分
探索大脑增强的风险与伦理困境

2017 年的一天，天气晴朗，万里无云。在巴西的一条摩托车赛道上，罗德里戈·赫布纳·门德斯坐在一辆蓝色一级方程式赛车中，深吸一口气后，发动了引擎。一切就绪，周围引擎的轰鸣声已经笼罩了他的感官，他坐在驾驶座上，只等裁判一声令下。门德斯心情复杂，百感交集，他既兴奋又害怕，对接下来的赛程充满好奇，心脏剧烈跳动，似乎马上就要蹦出来了……这次比赛由巴西最大的广播网络公司环球电视网举办。作为巴西一家非营利性组织的首席执行官，门德斯为这一刻已经刻苦训练了好几个星期。

裁判一声哨响，门德斯猛踩油门，加速向前冲去。他来到第一个弯道，脑海里闪过一个念头：这是见证奇迹的时刻。他能平稳地控制住赛车吗？第一个弯道不算顺利，他冲到了赛道边缘，来了一个急转弯，才避免与其他车相撞。完成三圈的赛程后，他越过了终点线，激动不已。前方，迎风飘舞的格子旗在向他招手。

对任何一个有赛车梦的人来说，这都是一次激动人心的经历。这次比赛对门德斯来说更是非比寻常，可以说这是一项史无前例的壮举。

因为，他全程依靠自己的意念控制赛车完成了比赛。

门德斯这一年45岁。18岁时，门德斯在一次劫车案中被劫匪持枪打伤，从此四肢瘫痪，不能动弹。在这次比赛中，他驾驶的定制汽车既没有踏板，也没有方向盘，取而代之的是一个车载电脑，可以将思维指令转换成机械操作，而这一切都归功于一种脑电波（EEG）头盔——通过捕捉脑电波来驾驶汽车。当门德斯想加速时，其脑电波会告诉车载电脑要怎样做，电脑就会指示车辆加速。当门德斯想右转或左转时，电脑就会根据他的想法，将巨大的轮胎向他想去的那个方向倾斜。

门德斯的事迹很快便引起了轰动，这种技术为人类大脑的发展提供了新思路，对残疾人来说，更是意味着全新的可能。

时间快进几个月，世界各地年轻有为的科学家、首席执行官、政府领导人、知识分子和媒体工作者聚集在阿根廷首都布宜诺斯艾利斯参加"全球青年领袖峰会"。作为一名女性发明家、技术企业家和首席执行官，我以全球青年领袖社区成员的身份参加了会议。该社区包括800多名来自各行各业的新兴领导者，他们富有创新能力、进取精神和较强的社会意识。晚餐时，圆桌对面一个坐着轮椅的男子引起了我的注意，他戴着一个头盔，虽然四肢残疾，但十分健谈。他离开后，坐在我旁边的一位女士俯身问我是否认识他，我摇了摇头。她告诉我，他就是用意念驾驶赛车并因此登上头版头条的门德斯，而这一切都归功于某种脑电波读取技术。

我听后立刻起身与一同用餐的朋友告别，急忙跑出大厅。门德斯正在接驳车站等车，我跑过去，告诉他我对他戴着的头盔很感兴趣。他看到我的姓名牌后笑了，兴高采烈地叫出了我的名字。

那一刻，我便知道我们之间有着某种特殊的联系。

在巴西的赛车场上用意念驾驶汽车时，门德斯头部佩戴的装置使用了我所就职的公司 EMOTIV 开发的脑电图技术。EMOTIV 总部位于美国旧金山，但其开发团队已扩展到澳大利亚悉尼以及越南河内和胡志明市。我们开发该技术的动机之一就是帮助像门德斯这样的残疾人用其思想的力量克服身体上的缺陷。此外，我们还搭建了一个学术平台，来推动全球神经科学的研究，从而挖掘人类的大脑潜能。

小时候看《星球大战》时，我就深深沉迷于大脑科技，对人类不可预知的未来充满了好奇心和求知欲望。我清楚地记得电影中有这样一幕：训练球轰隆作响，绝地武士卢克·天行者挥舞绿刃光剑，试图使自己免受爆炸带来的伤害。但他对此并不擅长，他的导师欧比旺·克诺比提醒他"绝地武士可以感知流过身体的能量"。于是卢克戴上头盔，再次尝试，他告诉自己"不要束缚自己的意念，用意识去战胜眼前的困难"。当这位年轻的绝地武士抱怨头盔的防护罩会遮挡视线时，欧比旺对他说："眼睛是会骗人的，跟着感觉走！"于是卢克将身体交由自己的思想掌控，最终学会了预测训练球的移动。

在《星球大战：帝国反击战》中，卢克的 X 翼星际战斗机不幸坠毁，他和宇航技工机器人 R2-D2、尤达大师一起被困在了沼泽底部。卢克对此绝望透顶，而个头不大却原力深厚的尤达则伸出他粗糙的手指缓缓指向沼泽，用意念将飞船从混浊的沼泽中抬了起来。"这怎么可能！"卢克感到惊讶万分。尤达回答说："这就是你失败的原因。"直到那一刻，卢克才真正明白，只有完全相信自己的意念，才有可能激发自身的全部潜能。

这些电影中的场景使我对未来有了更多的期待，在未来世界中，这些看似不可能的事情（比如用思想控制物体）也许会变成现实。于是，我开始痴迷于将银幕上的科幻故事带到现实生活中，帮助人们创造更美好的生活。

我确信生活是可以通过这种方式来改变的，我和家人就有过这样的经历。

从难民到神经技术公司首席执行官

幼时的记忆中有这样一艘轮船：引擎轰鸣，富有节奏，船头劈开汹涌的波涛，行驶在广阔无垠的海面上。一艘 21 米高的拖船伪装成渔船，于凌晨 3 点离开越南海岸线，在漆黑的夜空下驶入中国南海。那是 1981 年，西贡沦陷 6 年后，越南战争结束了。当年我只有 4 岁。船上有 150 多人，包括我的母亲、祖母和妹妹。我们蜷缩在一起，努力压低身体，希望不被人发现。

船上所有的人都知道此次旅途危险重重——被抓获沦为阶下囚、发动机故障、遭遇暴风雨葬身海底……最糟糕的是遇到海盗，船上的妇女和女童很可能会被强奸，其他人也会被活活打死。与大多数大人一样，母亲在身上藏了一小瓶毒药。她和祖母约定好，如果遇上海盗，我和妹妹先喝，剩下的留给她们。

我父亲没跟我们一起走，他留了下来，以防我们被抓获、遣返越南并被监禁的时候能照顾我们。如果几周后我们没被抓回越南，他计划再搭乘另一艘船去与我们会合。但我们不知道的是，父亲早已被越南官员逮捕，原因是他组织家人逃离和自己试图逃离越南。多年后，21 岁的我以澳大利亚亲善大使的身份访问越南，才再次见到父亲，并从他口中得知了他的遭遇。原来，他被判入狱 10 年，曾自杀未遂，最终刑满释放。他疾病缠身、身体残缺不全，只能苟且度过余生。

我不记得在航行中看见过海盗，但母亲说我们曾多次与海盗船擦肩而过——只因钢壳拖船船体坚硬难以攻破，海盗才没有采取行动。母亲说，轮船的引擎曾熄火长达 6 个小时，一次又一次启动失败，船上一片恐慌。这些我都不记得了，我只记得在海上航行了 5 天后"弹尽粮绝"的绝望。记得我曾长久凝视前方无尽的黑暗，直到出现像星星一样闪闪的亮光，那是一艘英国油轮，船员给了我们两个选择：第一，他们帮我们导航到马来西亚；第二，我们故意制造沉船事故并发送求救信号，这样他们才能合法地将我们带上船。

选择权落在了母亲身上，毕竟这次出逃是由我父亲组织的，船上的一切物资包括这艘船也是我们找来的，父亲还招募了导航员、船长和船员，并贿赂了官员，以确保万无一失。

母亲果断地做出了决定，选择了后者。随着拖船逐渐沉入海底，我们被吊到了油轮的甲板上。我们得救了！但并非每个人都活了下来，在运送过程中，一名年轻男子不幸跌入海中，没能活着踏上陆地。那次旅程危机重重，能够逃过一死实属万幸。我永远不会忘记英国船员递给我的那个苹果。我那时又饿又渴，苹果的味道在我每一个味蕾上爆发。从那以后，我再也没有吃到过那么香甜的苹果了。

在马来西亚难民营中待了3个月后，我们获得了政治难民的身份，可以在马来西亚的难民庇护所安顿下来，而我的家人却决定听从祖父生前的话，前往澳大利亚。"澳大利亚是一个土地广袤、充满活力的国家。"祖父曾这样跟我们说（他认为我们可以去做农民，在那里开始新的生活）。就这样，我们在富士贵区安顿了下来。这是墨尔本西部的一个工人阶级郊区，也是移民聚集区。我和祖母、母亲、妹妹4个人住在一间房子里，母亲、妹妹和我睡在一张床上。初到澳大利亚，我们一无所有——没有钱，不会英语，没有移民证，父亲也不在身边，但母亲下定决心要给我和妹妹更好的生活。与以往不同的是，这次她的世界没有被风险带来的恐惧笼罩，而是充满无限的可能性。

起初我很难看到这种可能性，因为亚洲移民的身份，我忍受了很多屈辱。在学校，吃素食三明治的同学嘲笑我自带的"臭烘烘的"亚洲式午餐，他们会冲着我喊"眯缝眼"——虽不常听到，但每次听起来都格外刺耳。有时我会看到墙上的一幅幅涂鸦："亚洲佬滚回家！"回家？但家在哪里呢？我一直无法适应这里的生活，也找不到任何归属感，这一度让我非常痛苦。缺乏舒适圈使我不得不面对并学着拥抱不确定性，也正因为如此，我才有勇气去探索未来。

早年间，母亲干的都是体力活，每天天不亮就出门，两次轮班无缝衔接，每周工作6天以维持生计。尽管家境贫困，但她总是设法筹钱供我和妹妹学英语、数学和音乐。这就意味着我们要在其他方面省吃俭用。身上穿的衣服从来都是破旧的；上学时两双长袜叠在一起穿，为的是遮住袜子上的破洞；原本应该到膝盖的校服盖住了脚踝，因为一件校服要穿 6 年。尽管无法适应新生活，我却很喜欢学校，尤其是科学课和数学课，并可以完全沉浸其中。我对汽车和机器人兴趣浓厚，梦想着用思维操纵物体。在学校，教室就是我的实验室。

10 年后，母亲在当地开了一个非营利性救护所，帮助其他难民在墨尔本安家落户。十几岁的时候，我开始在资源中心做志愿者，提供翻译服务，帮助移民寻找培训机会和与职业对应的工作。后来我进入法学院学习，开始为他们提供法律援助。

在法学院学习的最后一年，我为社区提供的服务得到了认可，被授予 1998 年度澳大利亚青年奖。这个全国性奖项代表了极大的荣誉，使我成为众人瞩目的焦点。用"震惊"这个词描述我当时的心情毫不夸张。为什么是我？我心里想。往届获奖者都是奥林匹克运动员、成功的企业家，还有屡获殊荣的音乐家，而我只是来自富士贵区的一个移民子女，所做的也只是帮助其他像我这样的难民罢了。获得这一荣誉对我来说就像是把不会游泳的人扔进了泳池里。

获奖后，我的生活像是被分化成了两个平行世界：在第一个世界中，我是一个普通的学生，是工人阶级家庭的孩子，我甚至没有属于自己的房间，依旧跟母亲、妹妹挤在一张床上；而在第二个世界中，我在各大场合被众多成功人士称赞，还被邀请去我听都没听过的地方做演讲。第一个世界中的我是真实的，而在第二个世界中，我就像一个骗子，如同冒名顶替了别人的头衔一样。在那些盛大的活动中，除了微笑和附和任何人说的任何话外，我不知道自己应该做什么，我感到害怕，不知所措，我对那些协议一窍不通，甚至不知道怎么使用餐具。我告诉母亲我坚持不下去了，她却提醒我，当年我们登上那艘船出发时，她与现在的我年龄相仿，那时的她冒着生命危险带着我们来到未知的世界，对她来说，生活没得选，无论遇到什么困难都只能勇敢面对。她告诉我："不用伪装，心里怎么想就怎么做。"

于是，我接受了所有邀请，但我不再一味微笑、附和别人，而是勇敢发声，呼吁大家关注青年失业、教育失衡问题，关注那些被边缘化、被剥夺权利的人。结果，我受到越来越多高级别会议、智库、学校和俱乐部的邀请，我的声音开始被更多的人听到。我有机会认识了各种各样的人：职业运动员、音乐家、企业高管、杰出的科学家……他们在自己喜欢的领域做出了卓越贡献，生活中充满了无限可能。母亲一直告诉我，成为一名医生或者律师都意味着成功，因为这两种职业都能让我帮助他人并为社会做出积极贡献。对于这两种职业可以带来的经济利益，母亲只是暗示但从来没有明说。在医生和律师之间，我选择了后者（尽管我热爱科学），因为我看见血就会感到眩晕与不适。我从法学院毕业后便开始了自己的职业生涯，但律师并不适合我。随着眼界越来越开阔，遇到的种种挑战使我对成功有了新的看法。

我周围有很多人，他们以非常规的方式留下了自己的印记。几年后，我听从了内心的召唤，辞去工作，成了他们中的一员。在被抵押贷款或其他责任牢牢困在自己不想从事的职业中之前，我抓住了稍纵即逝的机会，放弃了原有的生活，选择重新开始。我还依稀记得自己鼓起勇气将这个决定告诉母亲时的情景。2000 年，我作为特别访问者应英国高级专员公署和外国联邦办事处的邀请前往英国，母亲随我一同前去。我告诉她我要辞职，然后屏住呼吸等待她的反应。而母亲的话让我十分震惊，她说只要我的选择是遵从内心的，她无论如何都会支持。

母亲的话仿佛一盏明灯，让我可以抛开顾虑，奋勇向前。我组建了一个团队，成员是我在旅途和演讲中结识的一群像我一样的人，在我们的字典里没有"不可能"。我租了一幢联排房屋，部分团队成员住在一起，开始投入工作。

一年来，我们一分钱也没有赚到，没钱交房租。为了不被赶出去，我从一个顾问那里借了 5 000 美元，每天晚上我都会煮一锅汤跟大家一起喝。那是技术繁荣的年代，我们集思广益，想为新信息时代做点贡献。我们经常苦苦探索，直到深夜，那时的大多数想法是疯狂的、不切实际的，但也不乏一些新颖的创意。2001 年，我们取得了突破性进展，成为第一个在电视上推广短信投票的公司，我们开始在澳大利亚和东南亚开疆拓土，推广这项服务。2003 年，短信投票业务正式出售，我再次来到人生的十字路口，但这次我有了选择的权利。我可以重复第一次创业的成功，在应用程序领域开发新的信息技术，或者回到过去，继续做一名律师，甚至回到更早的过去，做一名演讲者，为有需要的人发声。

但当我开始思考生命的意义时，我发现以上任何一条路都不尽如人意。我的目标始终是通过创新为社会带来积极的影响，改善世界的现况。我的家人为我的事业做出了巨大的牺牲，我的选择必须对得起他们的付出和无条件的支持。

一天晚上，我与朋友共进晚餐。我们谈论起大脑，以及大脑在人类体验中的核心地位和它所具有的各种令人难以置信的功能。对神经可塑性的研究揭示了改变大脑的可能性，挖掘这种可能性可以重塑自我和人类的思考过程，改善健康状况，延长寿命，增强我们与世界、与周围其他人互动的方式。那次谈话一直持续到深夜。

强化这个宇宙中最强大、最神秘的物体的功能到底存在多少可能性和挑战？在接下来的几个星期中，这个问题始终占据着我的大脑，而这恰恰是我人生的助推剂，我想亲身参与人类大脑的发展过程。艾伦·凯曾说："预测未来的最佳方法是创造未来。"

从此，我开始了自己的研发过程。

欢迎来到脑机革命时代

那天晚上与朋友的谈话激发了我的灵感，从那以后，我便一直从事大脑开发和大脑增强的研究。在过去的 15 年中，我屡获殊荣，在神经技术领域拥有多项专利。公司团队所研发的头戴式大脑装置被 4 000 多个出版物引用，并在 120 多个国家和地区出售。门德斯凭借它实现了用意念驾驶赛车的壮举。毫无疑问，它正在利用人脑的力量来推动我们认知能力的发展，并且已被广泛应用于神经科学领域的研究，进一步加深了我们对大脑的理解，提高了疾病治愈能力。

这些研究成果和技术进步正在被神经技术专家、神经科学家和其他创新者应用，为迎接一个新时代的到来，我们称其为脑机革命时代。对于这个名字，我们需要好好理解，不然很可能误导下一代，要知道他们是在一个新技术层出不穷的时代成长起来的。脑机革命时代是一个无所不包的变革时代，我们使用和理解大脑的方式可能会永远改变它对人类的意义，无论我们是否积极参与，它都已经渗透到了我们的生活中。

人类大脑变化迅速，我们已经处于人类历史上一个重要的拐点——信念崩塌的悬崖峭壁边。这不仅体现在个人的思维和学习方式上，还体现在人与人之间的合作、交易往来和整个社会的发展上。世界经济论坛创始人兼主席克劳斯·施瓦布教授提出了"第四次工业革命"来定义如今这个物理、数字、生物诸领域高度融合的时代。尽管我们无法预见这种融合将使整个社会发生怎样的巨大变革，但医疗、教育、交通、金融、安全、娱乐、媒体等领域翻天覆地的变化已是事实。例如，医学界已经应用人工智能（AI）和机器学习来帮助检测癌性肿瘤，无人驾驶汽车已经行驶在美国的高速公路上。

作为该领域的发明家和企业家，我知道我们所创造的东西给未来带来了希望，同时也带来了生理、心理和伦理方面的挑战。超级人脑拥有光明的发展前景，也暗藏潜在的危险，技术滥用的可能性永远存在。各级政府都需要制定有关政策，规范人工智能及其他大脑增强技术的发展，确保它们能发挥最大的社会效益。同时，各国必须有针对性地重新调整今后的教育系统、医疗保健系统、劳动法等，以应对这些技术带来的巨大影响。由神经学家、技术人员以及生物制药企业领导组成的世界经济论坛神经技术全球未来委员会致力于探究神经技术发展对个人以及行业、政府和社会的影响，我很荣幸能够成为其中的一员。我们一同探讨创新型治理模型，在降低风险的同时最大限度地普及技术发展的红利。

最近一段时间，我暂停了手中的研发工作，环游世界，讲述自己把科幻世界变成现实的梦想。不久前，《国家地理》杂志和探索频道想找一个"懂行"且可以用通俗的语言介绍人脑未来发展的人，他们找到了我，让我在世界各地的会议上发表主题演讲，向著名的首席执行官、首席信息官、企业家、技术创新者和政府领导人介绍大脑增强技术的惊人进步。

尽管我经常在世界舞台上与重量级人物见面，但我永远不会忘记自己的根在哪里——我是一个在贫穷社区中长大的移民，这一点永远都不会改变。对于从事神经技术研究的人来说，没有哪一个时刻比现在更重要，因为我们不仅要捍卫明天的承诺，还要实现科技进步的普及化与民主化。正在改变世界的大脑增强工具可能导致更大的贫富差距，创造出神经科学的"精英"阶层。他们在商业和生活中有着明显的竞争优势，而这对其他人来说显然是不公平的。或者，这些工具可以充当一个均衡器，缩小社会差距，让所有人都可以享受超级计算机带来的便利。为了确保我的发明对人类大脑和整个社会的进步具有普遍的积极作用，我深感重任在肩。要对人脑未来的发展做出贡献有很多种方法，我选择设计一种低成本、易携带的方式来收集、分析和使用脑电图中的数据。脑电图是一种记录脑电波的工具。我希望将这项技术带出实验室，以供消费者、企业家和其他有需要的人使用。我们将加快创新的步伐，同时确保平等使用权，让更多人可以为世界发展做出贡献。

世界上有很多人无力购买先进技术产品，我下定决心要改变这一现状。我也了解到，大多数人永远没有机会参加国际会议，听取世界上最伟大的神经科学家、科学工作者和创新人士的真知灼见。为了与大家分享我学到的知识，我将在这本书里向读者介绍大脑的未来。

人类对掌控大脑的渴望

有些人可能对"增强大脑"这一提法感到不安与焦虑，但提高脑力的企图并不是什么新鲜事，这是人性的重要组成部分。自20万年前智人诞生以来，我们一直苦苦探寻各种方法、发明各种工具将颅内的湿件（人脑）升级换代，比如能够帮助我们解决问题、提高工作效率的物理认知工具。这些工具扩展了我们的自然能力，使我们能做到很多以前不可能做到的事。语言、数字、科学、教育，这些都是我们为提高思维能力而开发的工具，在塑造和保护生存环境方面为我们提供了巨大优势。

但是，在不断变化的世界中，为我们指引方向的最强大工具依旧是我们的大脑。地球上经过数十亿年的进化才有了现代人，尽管从基因学的角度来说，我们的进化从未停止，但这一进程却十分缓慢。我们适应自然的速度远远快于人类的进化速度，大脑机理让我们天生具备这个能力。人脑的认知机制使我们能够创造并应对现代世界。

这是我们最重要的资产，是"自我"的所在地，也是所有人的个人世界的中心。我们的视觉、听觉和嗅觉都来自大脑，它将我们的感官数据收集起来，转换成现实的体验。大脑是人类认知的总阀门，但我们对它的了解却少之又少。而借助最新的影像技术，我们终于可以揭示人脑的一些奥秘了。大脑生来就是可以被改变的，这是到目前为止我所了解的所有与大脑相关的知识中最令我感到惊讶的事。人脑平均重量只有三磅，但其中却蕴含着无限潜力。

几个世纪以来，医生和科学家普遍认为大脑是一个固定不变的实体。传统理论认为，人类成年之后头骨中的神经元、突触、灰质和白质就不能再被改变。而事实恰恰相反，大脑可以被改变，但只会越变越糟，比如：大脑一旦受伤就不可能完全康复；衰老会引起神经元死亡，这是无法逆转的过程；如果某人不幸患上了精神疾病，那么其余生都将与病魔相伴。这些观点认为，我们被一成不变的大脑控制着，一旦大脑受损，我们将再也无法逃脱被大脑俘虏并控制的命运。这是多么可怕的想法！

幸运的是，划时代的神经可塑性科学[1]有力地反驳了这些观点。目前，医学界和科学界普遍认为大脑是一个不断变化的实体，具有再布线、再编码和自我修复的能力。大脑的神经元就像热带雨林中的树木，可以伸展"枝叶"与其他神经元相连，并不断改变其内部神经网络。它不仅能调整自身以适应周围世界的变化，还能不断进行再布线、再组织，以适应我们使用大脑的方式。为了对一些重复进行的活动提供功能性支持，部分神经通路还会自主加强。但如果神经元没有在神经网络中"放电"和"布线"，即没有被相应的神经活动"使用"，其功能就会逐渐减弱直至神经元消失。这一过程意味着，大脑的确可以控制我们，但除此之外，我们也可以控制大脑。我们的思想、行动和外界环境会影响大脑神经元的连接方式，这是一个重大发现，用新兴技术有目的地改造大脑将不再是纸上谈兵。

到目前为止，尽管科学家已经对宇宙的奥秘了如指掌，但我们颅骨中这个三磅重的器官仍有很多未解之谜。我们的大脑中有1 000亿个神经元和数万亿个突触，它们的工作原理到底是什么样的，至今尚无权威解答。限制我们进一步探究人脑奥秘的障碍有以下几点。

第一，死者的大脑不会说话。解剖死者大脑，我们可以学到很多东西。自1994年以来，加州大学圣迭戈分校的神经解剖学专家雅各布·安内瑟就一直致力于大脑解剖学的研究。2009年，全球约40万人观看了安内瑟解剖著名失忆症患者"H. M."大脑的过程。[2]他一共制作了2 401个切片，尽管这些切片以一种全新的方式将神经元结构展现了出来，但它们依旧是死的脑组织细胞。就像城市的平面图一样，它描绘了道路的方向和建筑物的位置，但并不能告诉我们建筑物里的人在做什么，他们之间如何沟通合作，以及他们的行为动机。有关人脑的这一巨大谜团就是我们目前正在努力攻破的方向。

第二，图片并不能代表全部，而人类天生容易被图像吸引。大脑中约有30%的神经元用于形成视觉，而与触觉和听觉相关的神经元只占8%和3%。[3]在探索大脑奥秘的过程中，我们一直试图用图像答疑解惑，原因就在于此。微型显微镜是16世纪90年代第一个大脑成像工具，可以用高放大倍率来查看脑组织。随后，大脑成像技术、磁共振成像（MRI）、正电子发射断层扫描（PET）、电子计算机断层扫描（CT）和单光子发射计算机断层扫描（SPECT）经历了漫长的发展过程。如今，一些试图探测大脑活动的现代成像工具，如功能性磁共振成像（fMRI），提供了大脑活动发生的时间和位置信息，却无法解释大脑活动发生的原因。没有原因，我们就无法真正解读大脑行为的驱动力，而对大脑这样不断进化的组织来说，驱动力是解释很多问题的关键。

第三，老鼠的大脑与人类的大脑有相似之处，也有区别。研究人员往往通过研究小鼠和果蝇的大脑来探究行为背后特定大脑区域和神经元的工作机理。最近，有科学家团队运用人工智能技术观看并分析了40万只果蝇的2万个视频，视频中的果蝇进行了各种常规活动——飞行、行走、梳理毛发。[4] 但是，果蝇大脑只有10万个神经元，而人类大脑有近1 000亿个神经元，因此，通过研究果蝇那微小的大脑来推断人类行为的动因显然不靠谱。

于是，有科学家将目光投向了小鼠和大鼠。普林斯顿大学的神经学家承现峻领导的科研团队试图绘制人类大脑100万亿个神经连接的图谱，他称之为"连接组"。[5] 他在自己的著作《连接组：造就独一无二的你》中写道："我们是我们的连接体（connectome）。"他认为这个极为复杂的神经网络承载着我们所有的记忆、才能和个性，"连接体"就是我们的本质。他将绘制大脑图谱的任务称为有史以来最大的挑战之一，预计需要几代人才能完成，而他需要完成的是一个比较轻量级的目标：绘制小鼠部分大脑的神经图谱。承现峻等研究人员认为，要研究人类大脑，啮齿类动物是最佳替代品，因为其大脑结构和连通性与人脑非常相似。

即便如此，研究人员仍需依赖一些关键性假设，因为啮齿类动物的大脑与人脑还是有很大不同的。比如，大鼠大脑的重量不足 28 克，其大脑皮层仅占大脑体积的 31%，而人类大脑皮层占大脑总体积的 77%。[6] 大鼠约有 2 亿个神经元，小鼠约有 7 500 万个神经元，而人脑中的神经元则有近 1 000 亿个。此外，啮齿动物的大脑中有很大一部分结构对应它们的胡须系统，而人类并没有像老鼠和猫那样的胡须。

第四，每个大脑都是独一无二的。人类大脑皮层的褶皱就像人类的指纹一样，每个人各不相同。地球上有 75 亿人，也就意味着有 75 亿个不同的大脑。然而迄今为止，绝大多数关于大脑的研究都以西方国家的受教育男性为对象，无论是在人体实验还是动物实验中，雌性动物都未得到充分代表。2017 年，*eNeuro* 杂志发表的一篇评论表明，针对雄性动物的脑部实验总量是雌性动物的 6.7 倍。[7] 此外，现有的神经科学研究几乎完全将非洲、南美洲和亚洲等地区的人们排除在外。来自这些地区的极少数研究表明，他们的大脑与西方人的大脑可能区别很大。为了使研究结果更具普遍性，研究人员需要扩大样本的地域覆盖范围，将更广泛的人种纳入研究体系。

尽管提高认知能力并不是什么新鲜事，但随着时间的推移，认知能力提高的幅度却一直在变化。更准确地说，至少从中世纪以来，认知能力提高的幅度就一直在加速变化。到了 20 世纪，我们有了更多的方式、更强的能力来增强人类器官的机能，这是史无前例的。在此期间，医疗事业也取得了飞速发展，残疾人使用的粗木假肢已逐步被复杂精密的机械假肢取代。电子计算机技术蓬勃发展，并且超越了其原始功能，人类可以完成越来越多以前难以想象的任务。在其他非物质领域，各种新的认知增强方法也应运而生，如各种心理治疗和分析流派以及创新式教育方法。认知增强定义了我们的时代。

20世纪的发展是剧烈的、改天换地的，而21世纪即将发生的一系列变化只会更加惊人，而且这一切可能只需要几十年的时间。当我们试图将思想、机器和物质世界融合在一起时，人类能力的局限性将被彻底打破。尽管实现这种融合的方式很多，但最令人兴奋的是它可以最大限度地挖掘人脑的潜力。借助更强大的工具，我们终于可以尝试揭开大脑的奥秘，进一步造福人类。

在脑机革命时代，我们将深入探究神经元和突触的工作机理，有目的地提高人脑的注意力、创造力和生产力——这些人脑增强技术将彻底改变我们学习、工作和医疗的方式。

《脑机革命》——你的脑机革命时代经验养成指南

在本书中，我将向你介绍大脑增强领域那些大胆的创新者和有远见的神经科学家，以及他们那些改变人们生活的发明。在世界各地的实验室中，研究人员利用技术将神经可塑性提升到了前所未有的水平，并开发出了一系列有望永久改变我们心理状态的新技术：代替心理医生工作的心理健康应用程序，可以将失去的记忆复原的人工海马体，能把你变成数学天才的颅内刺激法，让双腿残疾的人重新站起来的神经刺激技术与仿生骨骼肌，将知识数字化并存储在

1 000亿个神经元中的脑机接口……这些情景似乎只会在科幻小说中出现，但我喜欢将其称为"科学幻想"，而它们也即将变成实实在在的科学。一本书无法涵盖所有跟大脑相关的新兴技术，因此，我将着重介绍那些已经可用或即将推出的技术，以及那些具有重大变革性影响的技术。这本书所介绍的神经技术包括无创性手术工具、大脑探测工具、大脑更改工具、可供医疗工作者使用的其他工具以及消费者可用的工具。书中还探究了这些技术进步带来的潜在风险和伦理问题，比如技术可及性、数据隐私、数据使用权等。

第一部分包括七章，每一章介绍大脑科学领域的一项最新研究进展。这是从不可能变成可能的过程，描绘了未来人类发展的全景图。

第一章讲述了人类从化学领域寻找提高认知能力的探索过程，并介绍了一种最新研制的能调节大脑神经递质、提升大脑性能的神经药物。此外，这一章还介绍了"神经药房"的概念，它不仅包括传统制药概念中的药丸，还包括可以替代药物的数字技术。

第二章揭示了基于脑电图技术的头戴式大脑装置的奥秘，打开了新世界的大门，告诉读者这种"星球大战"式的思维控制方式将如何改变残疾人的生活，让他们突破身体限制，实现智能超越。

第三章着重介绍创新者如何利用电脉冲快速刺激大脑，以激发大脑潜力，增强大脑的功能。

第四章着眼于人体运动机能方面的突破性进展。机械假肢的应用使残疾人再次成为健全人，拥有完整的四肢。

第五章深入探究了大脑的内部结构，讨论了将人类改造成机器人的可能性。我们将拥有超人类的感知力，比如夜视能力、像狗一样敏锐的嗅觉、将大脑与笔记本电脑连接的能力等。

第六章揭示了大脑疾病可能带来的毁灭性打击，并介绍了在细胞层面修复受损大脑的突破性进展。

第七章探讨了人工智能与人脑之间的联系。我认为人工智能很可能会慢慢成为增强型人类机体的一部分，人类与人工智能是可以共存的，而不是一种"你死我亡"的关系。

本书第二部分分为两章，重点讨论大脑增强技术对伦理和社会经济的影响，深入探讨了企业领导者、技术创新者和个人应该如何正确利用这些技术。

第八章呼吁读者重视"神经技术"的平等问题，敦促从事大脑增强研究的创新者和发明家推广技术的民主化与覆盖范围，将社会差距控制在合理范围内。

第九章简单概括了我们应该采取的措施，为平稳过渡到脑机革命时代打下基础，同时提出了目前亟待解决的若干问题。比如：大脑增强是否会让人类变得过于机器化？我们如何防止这种情况发生？如何在发展人工智能和机器学习的过程中保证人类价值不被取代？如果将大脑下载到电脑上，该如何保护我们的隐私？我们的思想又将由谁掌控？

全书所探讨的创新技术将改变我们治疗疾病、工作、思考、学习和与人互动的方式，颠覆人们对世界的认知。最终，这本书向各行各业的人发出了邀请，无论你是企业的首席执行官、政府领导人、医疗工作者、创客、全职父母还是学生，欢迎大家一起拥抱脑机革命时代，积极参与，建言献策。让我们共同塑造人类大脑的未来！

第一部分

扩展人类潜能的心智改变工具

第一章

"神经药房"开张营业：
益智药、工具和游戏——改善认知与心理健康

•

　　杰弗里·吴站在他的"实验室"里——说白了就是他的厨房，小心翼翼地从不同的塑料袋中取出少量的白色粉末，以化学家惯有的细心与谨慎将其混合在一起。终于，他得到了想要的配方，于是将其倒入嘴中，等待着奇迹发生。杰弗里毕业于斯坦福大学计算机科学专业。2013 年，他卖掉了自己的一家移动应用程序公司，如今正在把自己当小白鼠，探索创立一家新的合资企业。

　　当他最聪明的大学同学都投身于改进算法、提升计算机性能、使机器人更加智能化时，杰弗里却将目光投向了他所谓的"人类平台"的改善，致力于认知能力——一种区分人类与其他物种的能力的提升。这使他进入了一个完全未知的领域——益智药。益智药指的是可以改善认知功能的药物或物质。益智药在生物黑客中非常流行，他们自己动手，试图改善自己的生物学能力。尽管生物黑客们

对认知增强剂的认识既模糊又主观，但杰弗里仍旧做出了一个大胆的决定——他要增强自己的大脑能力。杰弗里给自己做了一系列严格的大脑训练、心理测试和其他测试，以测量自己的反应时间、工作记忆容量、记忆力和注意力。他希望自己在厨房里钻研出来的药水能提升人类智力，并且可以用数据证明。实验结果表明，他自制的这种益智药的确有作用，就像给大脑添加了类固醇一样。

我联系到这位思维敏捷、不按常理出牌的创客企业家时，他正在组织一个名为"生物黑客年"的项目。他创立了一家名为Nootrobox的公司，生产并销售其新型益智药，后将其改名为HVMN。服用了HVMN公司生产的药物的人，其人体的部分能力会得到增强。此外，他还想用便携式脑电图设备——类似于我发明的头戴式大脑装置——来量化服用益智药后产生的结果，以此衡量"人类绩效的输入和输出"之间的差异。

这一天马行空的想法是大多数计算机科学家都没有想过的，而杰弗里却将它变成了现实。他邀请我和我的团队成员去参观其实验室，"试吃"他新研制的益智药。那是一种可咀嚼的小药片。在吃那颗红色药片时，他有点儿像《黑客帝国》里的尼奥。我把药片塞进嘴里，不知道接下来会发生什么。这种药富含咖啡因和 L- 茶氨酸（一种绿茶中的氨基酸）以及维生素 B_6 和维生素 B_{12}。当我开始咀嚼时，咖啡因便对我的大脑产生了影响，它可以抑制腺苷的作用，腺苷是一种能减缓大脑的神经活动并使人昏昏欲睡的神经化学物质。同时，它还可以促进多巴胺的合成，改善人的情绪。L- 茶氨酸通过抑制咖啡因的刺激作用来促进抗焦虑神经递质 GABA 的释放。而维生素 B 则可以激活相应的神经网络，振奋我们的情绪，增强我们的记忆力和认知功能。这种神经和化学的复合作用使我注意力更加集中，工作效率得以提升。作为一个不怎么服用咖啡因的人，这个药片所含的剂量令我有些不安，但在服用后的几个小时内，它的确让我有种自己是超人的感觉。

作为这种新型益智药的药剂师之一，杰弗里试图通过化学手段来释放我们的认知潜能，改变神经递质，调节情绪，同时提升工作效率。吃一个小药丸就可以获得超能力，这听起来就像科幻小说的情节，但这已经不新鲜了。认知增强剂和精神药物最早可以追溯到 5 万年前，很多科学研究都找到了相应的证据来佐证这一观点：

· **麻黄**：20 世纪 50 年代末 60 年代初，美国考古学家、哥伦比亚大学教授拉尔夫·索莱茨基带领科研团队在伊拉克北部的沙尼达尔洞穴中发现了 9 个尼安德特人的坟墓，它们距今已有 6 万~9 万年的历史。[1] 科学家在其中一个坟墓里发现了几种具有药用特性的植物，其中包括麻黄（一种兴奋剂）。研究表明，这种植物可以提高人的机敏性和活力。尽管麻黄素已被美国食品药品监督管理局（FDA）禁止使用，但一些麻黄素的衍生产品仍被用作精神集中辅助剂。

· **咖啡因**：咖啡因存在于 60 多种植物中，已有数千年的使用历史，是使用最广泛的药物之一。茶和咖啡中含有大量咖啡因，这两种饮料备受人们喜爱，地位仅次于水。人类每天消耗约 22 亿杯茶 [2] 和 16 亿杯咖啡。[3] 尽管科学界对咖啡因的具体作用和可以发挥最佳效果的剂量争论不一，但这并不能阻止数十亿消费者通过服用咖啡因来改善焦虑，提高反应力与注意力，改善情绪。

· **假马齿苋**：假马齿苋是一种产于印度的草药，1 000 多年前就被用作认知增强剂。传说中，学者们通过服用假马齿苋来提高记忆力，背诵古代宗教文献。2012 年，《替代和补充医学杂志》(*Journal of Alternative and Complementary Medicine*) 发表的一篇文章介绍了有关假马齿苋的 6 项研究。研究表明，在 17 项记忆唤起测试中，服用假马齿苋可以使 9 项测试的结果得到改善。[4] 2013 年《英国临床药理学杂志》(*British Journal of Clinical Pharmacology*) 上的一项研究对比了假马齿苋、人参（或红参）和莫达非尼（一种治疗注意力缺陷多动症的药物）的效果，发现前两者均具有类似于药物的认知增强作用。[5]

· **人参**：在中国传统医学中，人参已有数千年的使用历史，可以增强认知功能与记忆力。除了《英国临床药理学杂志》的研究结果外，越来越多的研究表明人参对认知能力有积极影响。例如，它可以减轻认知过程中的精神疲劳，[6] 促进大脑记忆中心之一的海马体的神经发生。[7] 研究人员还发现，健康的年轻人 [8] 和中年人 [9] 服用西洋参后工作记忆可以得到增强。

· **银杏叶**：有充分的证据表明，银杏叶也可以提振精神。一些研究指出，银杏叶提取物可以改善人的认知能力和记忆力，在抵抗由年龄增长引起的精神衰退方面有独特优势。[10]

· **绿茶**：长期以来，绿茶一直被当作一种认知增强剂。2017 年《植物医学》(*Phytomedicine*) 杂志刊登的一篇研究综述对 21 项研究进行了总结。研究结果表明，绿茶对人脑有多种益处，可以减少焦虑，提高注意力，改善记忆力，特别是工作记忆力。[11]

· **维生素**：在我们的日常生活中，维生素再普通不过了，而鲜为人知的是，维生素也可以提升认知功能，改善情绪和心理健康。研究表明，维生素 B 可以使我们保持好心情，缓解压力，提高执行力，包括高级思维处理能力。[12] 另有大量研究表明，补充维生素 D 或有助于减轻抑郁症的症状，[13] 而维生素 D 含量较低则会增加记忆力丧失的风险。[14] 此外，有关 omega-3 脂肪酸的数十项研究也揭示了其在情绪改善方面的特殊功能。

如今很多神经药剂师都会把维生素这种存在已久的"大脑促进剂"加到其"化学鸡尾酒"中。与此同时，他们也会依赖一些合成的新型益智药，包括吡拉西坦、奥拉西坦和诺普平（Noopept）。尽管对这些实验室衍生物质的科学研究仍然相对较少，但的确有研究表明，它们可以通过多种方式来提升大脑功能。《中枢神经系统药物评论》（*CNS Drug Reviews*）2005 年发表的一项研究表明，吡拉西坦是神经递质 GABA 的衍生物，可增强神经可塑性。[15] 研究表明，奥拉西坦可以改善老年人的记忆力，[16] 且对小鼠和大鼠具有同样效果。[17] 此外，奥拉西坦还有助于长时程增强作用的维持，强化神经元突触之间的连接，对学习能力的提高具有关键性作用。在动物研究中，诺普平显示出了神经保护特性，[18] 可以恢复空间记忆，[19] 促进脑源性神经营养因子的产生，从而加快大脑细胞的繁殖。[20] 在一项针对人类的研究中，诺普平可以明显改善轻度认知障碍患者的认知功能。[21]

包括杰弗里在内的许多生物黑客都表示，服用诺普平后大脑的感知功能会得到增强，这种药在美国属于计划外药物，但并不违法。杰弗里讲述了他第一次服用俄罗斯益智药诺普平后的感受："四五月份的一天，当我走进办公室，看到桌上的蒲公英时，我觉得花的颜色格外鲜艳。当时我就想，肯定是益智药发挥了作用。"[22] 尽管杰弗里知道这是很主观的，并非科学严谨的实验过程，但正是这种主观感受促使他进一步研究这些物质的生物学和科学属性，并制定了量化大脑性能的相关指标。

自从成为厨房神经药剂师之后，杰弗里已经走了很长一段探索之路。他的饮食习惯使他有了最新的发现。为了更好地研究人类表现，生物黑客们开始尝试间歇性禁食（也叫轻断食）和零碳水饮食，这不仅可以快速减肥、控制血糖、改善体力，还能增强认知功能。这种饮食方式的关键优势在于，它可以促进酮的合成。酮由体内储存的脂肪分解而成，当人体中的碳水化合物含量较低时，酮可被用作"燃料"。对间歇性禁食产生兴趣后，杰弗里在脸书上成立了 WeFast 社群，该社群现已成为全球最大的禁食社群之一，成员超过 12 000 人。

为了探究间歇性禁食对其身体的各项生物指标有何影响，杰弗里每天进行指尖采血，以检测血液中葡萄糖和酮的水平。血液指标很容易被量化，杰弗里可以通过这些数据很清楚地看到自己血液的变化。但如何量化大脑呢？电脑上的生产率软件能够监控用户的时间使用情况——是把精力集中在表格或文档上以完成工作任务，还是被社交媒体的新消息提示分散了注意力，从而推断用户的工作效率。随着时间的推移，可以很清楚地看到，在间歇性禁食期间，他的工作效率是最高的。终于找到了！这就是他一直寻找的大脑表现提升的关键性指标。

相关的科学研究佐证了杰弗里的推断。学术期刊《公共科学图书馆：综合》（*Plos One*）于 2013 年发表的一项研究表明，与饮食正常的小鼠相比，间歇性禁食 11 个月的小鼠在学习和记忆力测试中表现更优，与记忆力相关的脑组织也出现了积极变化。[23] 2016 年，来自牛津大学、剑桥大学和美国国立卫生研究院（NIH）顶级实验室的 20 位研究人员进行了一次实验，研究了生酮饮食对小鼠产生的影响。[24] 他们连续 5 天在小鼠的饮食中加入酮酸酯（一种可消化的酮），然后将小鼠放在迷宫中测试其工作记忆能力，即大脑临时存储所需信息以执行复杂任务的能力。实验结果表明，用酮喂养的实验组小鼠走出迷宫的速度比饮食正常的小鼠快 38%，前者在面临选择时做出了更多正确的决定。因此，我们基本可以说，这种饮食方式让小鼠变得更聪明了。越来越多的研究表明，酮也可以提升人类的智力。在 2012 年一项针对患有轻度认知障碍的成年人的实验中，那些长期进食低碳水化合物食物而血液内酮水平较高的受试者在记忆力测试中的表现，要好于那些进食高碳水化合物食物而血液内酮水平较低的受试者。[25]

目前，杰弗里正在与牛津大学、美国国立卫生研究院合作研究一种提升体内酮水平的新方法，让人们可以不用忍受禁食的痛苦，也无须遵循"少吃水果蔬菜、多吃酥油椰油、不吃甜甜圈和面包"等一系列复杂可笑的生酮饮食规则。经过多年的研究，他们研发出了可饮用的酮酯。这种物质最先应用于军事领域，美国国防部负责开发先进军事技术的高级研究计划局（DARPA）曾用它来提高军人在执行军事任务期间的兴奋度和身体素质。现在，这种物质已经可供消费者购买且特别受运动员的欢迎，因为它对提高耐力等身体素质有很好的效果。但我更加迫切地想知道，有哪些已发表的研究可以证明这种可食用酮酯在提高认知功能方面也具有积极作用。

杰弗里正在从事这方面的研究，他既是研究人员，也是企业家和说客。他不在实验室开发新产品时，就去参加各种会议，向人们普及人类增强这一概念，让更多人了解监测人脑和身体指标的重要性。我最近一次听杰弗里在台上做演讲时，他全身戴满了各种监测设备——Fitbit 智能手环、苹果手表、心率变异性传感器、Oura 睡眠跟踪指环以及一个可以实时显示血糖浓度的血糖监测仪，以追踪在不同饮食方式和其他干预措施的影响下体内血糖浓度的变化。

他说，大脑和身体是人类最重要的"装备"，需要随时了解其运作状况。而大多数人只在身体出了问题后才去医院检查，这是一种愚蠢的行为。杰弗里无奈地说："大多数人直到生病后才去抽血化验，在我看来，这种做法太不明智了……我认为我们将来要实时掌握与大脑功能和健康状况相关的各种身体数据，这些数据可以告诉我们该如何调整饮食和运动，使生活习惯变得更加健康。"杰弗里致力于开发益智药产品，并以技术作为辅助。可以说，他站在这场脑机革命的最前沿，一直为实现实时监控并增强大脑功能的愿景而努力。

对很多人来说，这种产品都有很强的实用性，无论是想在残酷的技术行业抢占先机的硅谷企业家，还是想提高记忆力顺利通过期末考试的大学生，抑或是需要在半夜保持警觉的值班人员。然而，益智药的普及和推广却面临着巨大的挑战。杰弗里与我们这个领域的大多数人一样，认为生物黑客社区、行业、政府监管机构和学者必须共同努力，确保人人享有平等的使用权。与我们不同的是，他在这一方面十分乐观，认为技术的民主化是完全可以实现的，况且已经有很多先例。

"手机就是个典型的例子，"他说，"手机在发明之初价格贵得离谱，只有华尔街的精英和好莱坞巨星才买得起，而现在几乎人手一部。"截止到 2016 年，全球范围内手机的普及率已经达到 63%；预计到 2020 年，手机用户数量将突破 28.7 亿*。[26] 与此同时，大脑保健品市场也正以惊人的速度增长，预计到 2024 年，市场规模将从 2015 年的 23 亿美元跃升至 116 亿美元。[27] 记忆增强类产品的市场份额最高，另外一些产品主要包括抑郁症和焦虑症缓解剂、注意力促进剂、长寿药、抗衰老药以及助眠药等。

但需要注意的是，这些新型神经药物并非"有百利而无一害"，过量服用也会有一些潜在的弊端。这类药物可以使我们的大脑建立非同寻常的突触连接，但这种能力会随着药效的衰减而减弱。也许有人会问：智能药丸、促智药水以及其他益智药会不会成为工作中的必备品？认知能力的提高使我们能够在更短的时间内完成更多工作，这是否会导致人们对可完成的工作量的期望越来越高？

对此，杰弗里表示："我认为人们天生就有野心，想在自己的领域越做越好。只要从长远来看它不会损害健康，就没有理由阻止人们成为更好的自己。毕竟我们都是四处奔波的'社畜'，绞尽脑汁试

---

* 此处的数字已不具时效性，译文尊重原文予以保留。——编者注

图过上更好的生活。"

在脑机革命时代，通过食用各种物质，我们不仅可以保持健康，还可以增强大脑认知能力和身体功能。但是，新一代神经药学领域的研究并不局限于新药的研制，还包括对药物机理提出新的见解。治疗精神疾病的处方药将越来越多地根据患者个人的大脑化学成分进行调整，以达到更好的治疗结果。在精准医学诊疗中，医生除了会对患者做一些传统的检查外，还会评估患者血液中的 DNA（脱氧核糖核酸）和其独特的生物标志物。这种方法已经在癌症治疗中得到了广泛应用，对肿瘤和遗传免疫系统变异提供了干预措施。现在，这种方法也开始应用于心理健康领域。比如，医生使用大脑成像技术和 DNA 测试，同时结合其他数据来帮助患者制订最有效的治疗方案。许多心理健康从业人员已经开展了一些测试。斯坦福大学的一个心理健康医学中心正在招募精神科医生、数据专家、遗传学家和其他各类人员来研究抑郁症的生理和心理特征，以识别出该疾病的更多亚型，从而更有效地开展抗抑郁治疗。[28]

神经药房的作用不仅在于提供售药渠道，它还提供增强大脑的神经技术。目前，其中一些新型药物已经获得了美国食品药品监督管理局的批准，这意味着医疗保健从业人员可以将这些产品视为可以开处方的"药物"或治疗方案。在脑机革命时代，虚拟现实技术可以帮助退伍军人应对创伤后应激障碍（PTSD），聊天机器人可以成为治疗专家，智能手机可以指导我们实现体内神经递质的平衡，加强突触间的连接，预防抑郁症、焦虑症和躁郁症等。在本章的结尾，我将向你介绍这些新型"技术药物"背后的创新者。

Siri，我的心理健康吗

手机已经成为我们生活中必不可少的一部分——发短信、上脸书、玩单词游戏，或是浏览联系人列表……现在，想象这样一个场景：当你进行这些常规操作时，手机上的一个应用程序正在后台高速运行，分析你的每一个动作——浏览联系人列表的速度、按键频率等，并记录你的反应速度等行为规律。通过收集用户手机上的信息，应用程序可以推断用户是否患有抑郁症、抗抑郁药的疗效如何，甚至还能检测用户是否有自杀倾向。神经精神病学的未来即将展开新的一页，汤姆·因瑟尔等人功不可没。

世界卫生组织统计显示，全球约3亿人患有抑郁症，2.6亿人患有焦虑症。[29] 全球最大的精神卫生研究机构——美国国家精神卫生研究所（NIMH）发布的数据显示，大约有1/5的美国成年人患有精神疾病，[30] 而其中有56%的人没有接受治疗。[31] 精神疾病会给患者的人际关系、职业发展和身心健康造成严重影响。从宏观层面来看，精神疾病还会给经济造成沉重打击。世卫组织的一项研究表明，抑郁症和焦虑症每年给全球经济造成的生产力损失高达1万亿美元。[32] 如果越来越多抑郁症和焦虑症患者能够获得有效治疗，由此产生的经济效益将是巨大的。《柳叶刀·精神病学》（*Lancet Psychiatry*）杂志2016年的一项研究数据统计，从2016年到2030年，仅在36个国家和地区扩大对抑郁症和焦虑症的医疗覆盖范围，就会花费近1 470亿美元，但回报率会更高，[33] 此举将给抑郁症患者带来累计4 300万年的健康生活，创造3 100亿美元的额外价值，经济生产力的增长将带来近4 000亿美元的收益。投资者已经看到了这一领域的发展潜力。2017年，他们向数字医疗创业公司投入了60亿美元资金，打破了历史纪录。[34]

2017年，在马萨诸塞州剑桥市，我参加了麻省理工学院媒体实验室举办的关于"大脑健康与身体健康的发展突破"科学家领导会议。在那次会议上，我认识了汤姆·因瑟尔。他谈吐不凡，言谈举止从容淡定。他讲述了自己为寻找更有效的精神疾病治疗方法所做的努力，令我印象深刻。一年后，我们在经济合作与发展组织（OECD）在上海举办的"大脑神经科学"研讨会上再次相遇，作为同一小组的成员，我与他进行了深入的探讨。这次活动吸引了来自世界各地的精英人士，他们济济一堂，共同探索神经技术这一前沿领域所面临的道德、法律和政策挑战。[35]

汤姆曾担任了13年的美国国家精神卫生研究所所长，先后指导了很多关于精神疾病的开创性研究，而这些研究都未能实际应用于医疗领域，对此他感到十分失望。如今，汤姆是脑机革命时代的先驱之一，致力于创新心理健康疗法，寻找更好的方法来使其更加普遍化。

在我们的谈话中，汤姆介绍了精神卫生事业发展的5个绊脚石：

· 缺乏治疗

· 治疗不及时

· 护理质量不高

· 难以获得准确的诊断

·缺乏客观的衡量标准

而最后一个缺陷是十分明显的，是其他所有医学领域都不曾面对的。"我们从不监测我们的日常活动。"汤姆说。没有常规的血液检查、血压计、电子计算机断层扫描、X射线、磁共振成像检查以及可用于诊断癌症、甲状腺功能异常和心脏病等多种疾病的活组织检查，缺乏客观指标，仅根据病人的主观描述来诊断患者的病情，是精神健康领域一个不可忽视的问题。医生的诊断通常很主观，还会受到个人或社会偏见的影响。这些偏见有时会严重影响诊断标准，它们依赖于行为规范，因人而异，不同性别或文化背景的人持有的偏见不尽相同。由于医生的诊断通常不涉及任何生物学或脑功能知识，所以他们很难制订出准确的治疗方案。汤姆说："该开多少药，什么样的疗法才是正确的，我们往往对此并不清楚。"

此外，医疗资源供不应求，需要护理的患者远远超过了真正获得护理的患者。我问汤姆为什么会出现这种情况，他给我列举了一系列原因。首先，人们对于"精神疾病"这样的字眼往往抱有一种歧视态度。其次，很多人找不到专业的心理医生，经常需要排队预约，等待时间长达数月。还有很多人无力承担高昂的治疗费用，许多心理健康从业人员，尤其是精神科医生，不肯为患者开保险账单，不接受保险和医疗补助金形式的付费。但是，问题不仅局限于以上两点。"很多抑郁症患者对生活丧失了希望，"汤姆解释道，"而精神疾病患者并不觉得自己有病，况且患者发病时根本来不及预约。"

在美国国家精神卫生研究所担任所长时，汤姆认为实验室中的研究成果至少需要 10 年时间才能转化为切实可行的治疗方法，但 10 多年后的今天，成本高昂、临床检测不及时、无效治疗依旧是精神健康领域发展的拦路虎。所以当谷歌向他伸出橄榄枝时，他开始重新思考，或许技术是改善用户心理健康的关键工具。于是他放弃了政府部门的工作，加入了谷歌母公司旗下的健康与生命科学部门 Verily。几年后，他从谷歌离职，与另外几个合伙人共同创立了精神疾病诊断治疗初创公司 Mindstrong，致力于用人工智能和移动技术创新神经性精神障碍的诊断方式，优化治疗效果，让更多的人获得治疗机会。若愿景达成，这些功能都将被应用到手机中，使用起来十分方便。目前，全球使用智能手机的人数达到 30 亿，无处不在的智能移动设备可以消除汤姆所说的五个绊脚石。

心血管外科医师、计算机科学博士保罗·达古姆也是 Mindstrong 的创始人之一，他放弃了医生的工作，成为一名网络安全领域的"连续创业家"。或许你认为网络安全和心理健康并没有什么联系，但达古姆开发的"用户行为分析"软件却可以根据打字方式识别并追踪黑客。这种数字指纹已经成为网络安全行业一种重要的取证工具。达古姆、汤姆和另一位联合创始人里克·克劳斯纳试图将这种数字指纹技术应用于精神健康行业。是不是可以运用该技术追踪痴呆症、抑郁症和焦虑症患者使用智能手机的方式并对数据进行统计分析？如果可以，机器学习或许能够识别那些处于患病风险尚不自知，或处于疾病早期阶段有较大可能治愈的人，并对其进行早期干预，使其受益。

"我们想创建一个数据库，统计大量数据，从而分析人们打字的行为模式，这种模式并不是指打字的内容，而是指打字的方式，"汤姆告诉我，"我们希望通过用户行为分析得到某种信号，提示'这个人会旧病复发，这个人有自杀倾向，这个人可能患有创伤后应激障碍，或者即将成为精神病患者'。有了这项技术，医生将无须再根据主观的自我评估表来诊断患者的健康状况，神经精神病学领域的研究和临床诊断将首次迎来连续的、客观的测量结果。"

汤姆的团队仍在紧锣密鼓地进行研究，他们归纳了 43 种敲击键盘的方式，从滑动手法到使用空格键的方式，并将其映射到 20 多个时间序列中（这是一种在特定时间段或特定时间间隔内进行的统计数据分析），形成了 1 000 多个潜在的生物标记。达古姆 2018 年在《npj 数字医学》杂志上发表了一篇文章，介绍了这项研究的初步成果。[36] 研究人员通过量化应用程序对 27 个人 7 天内与智能手机的人机交互行为进行了分析，以识别与认知功能相关的数字生物标记。一周后，该应用程序精确定位了一组数字生物标记，这些标记与工作记忆、日常记忆、执行功能、语言和智力等认知功能密切相关。

这种"非主观"或者说"不那么主观"的数据所带来的益处不仅局限于神经精神疾病的临床诊断，机器学习工具甚至可以在患者察觉到疗效之前就检测出药物干预是否有效。以抗抑郁药为例，大多数抗抑郁药需要 4~6 周的时间才能产生明显的效果。"令人难以捉摸的是，尽管康复过程缓慢，但除患者外，几乎所有人都能感觉到情况在一点一点好转，"汤姆解释说，"处于抑郁中的人，总是最后一个在主观上承认自己会好起来的人。"而客观的数据可以让抑郁症患者实实在在地看到自己认知功能水平的改善，为他们打上一针强心剂。正向反馈会鼓励他们坚持使用药物，直到他们自己觉得好起来为止。等待一周或一个月后的预约就诊，以期医生调整治疗方案、更换药物或改变剂量……这个过程对患者及其家属来说是无比漫长的，而持续获得有关患者身体状况的数据流则可以让这个过程不再那么难熬。

尽管这种技术可以改善医疗过程，但汤姆强调，这并不意味着机器学习工具可以立刻取代专业医疗保健人员，它只是提供了一种依托数字技术的护理方案。这样做的目的是使医疗保健更高效、更精确、更容易获得成效，帮助医生做出更科学的诊断决策，使患者及其家属获得更好的结果。汤姆说："这个过程不仅是用聊天机器人代替患者和医生的交流过程、创建医疗咨询文档那么简单。聊天机器人作为对话工具，对将来的护理流程也非常重要，但它们只是解决方案的一部分，并非整个解决方案，高科技还是需要与患者和医生的深入接触相结合。"

智能手机应用程序可以根据特定的生物标记物持续监测心理健康状况，这一技术发展前景广阔，但也会带来一系列风险。比如：雇主会不会用它来监视员工？隐私问题能否得到保障？这些问题都需要解决。汤姆并不否认这些问题的存在，Mindstrong 团队正在与斯坦福大学生物医学伦理学研究中心和斯坦福医学院合作，制定一套指导方针以保护用户隐私，确保数据透明，解决数字心理医疗技术所带来的伦理问题。"我们要合理正确利用这些信息，使用这些信息是为了造福患者，而不是歧视他们。"汤姆还是国际神经伦理学学会的重量级人物之一，该学会聚集了科学家、伦理学家、临床医生、律师、教育工作者和其他专业人员，致力于探讨神经科学进步的意义。"每出现和使用一种新技术，我们都要一再权衡利弊，并扪心自问这项技术有何价值、有何风险，我们该如何寻求平衡。"

神经药房，游戏开场

电子游戏在人们眼中可谓很多不良习惯的罪魁祸首，无论你是在看新闻、读杂志还是浏览育儿文章，都会看到类似"电子游戏正在损害您的健康"或"电子游戏让孩子成为问题少年"的指控。自20 世纪 70 年代 *Pong* 这款模拟两个人打乒乓球的视频游戏风靡全球以来，大量研究将游戏与肥胖、肌肉僵硬、暴力倾向、成绩不佳、游戏成瘾、熬夜和注意力不集中等问题联系在一起。但是，若说电子游戏（或暴力游戏）都是邪恶的预兆，很多人并不赞同。《道德战》（*Moral Combat*）的作者、心理学家帕特里克·M. 马基和克里斯托弗·弗格森始终致力于为视频游戏正名，他们通过研究揭示了虚拟暴力游戏与现实暴力倾向之间的联系。"人们普遍认为暴力视频游戏助长了暴力之风，使暴力犯罪案件大幅增加，但事实恰恰相反——在电子游戏消费量最大的国家，暴力犯罪程度要比没有引进电子游戏的国家低得多。"[37] 不仅如此，马基和弗格森始终在探索电子游戏对玩家社交行为的积极影响，比如提高道德水准以及为玩家提供发泄情绪、释放压力的窗口等。[38] 有了马基和弗格森这样具有远见卓识的神经科学家，游戏本身也发生了巨大的变化。在脑机革命时代，视频游戏疗法（简称"VGTx"疗法）很有可能成为医生治疗注意力缺陷多动障碍（多动症）、创伤后应激障碍、抑郁症、颅脑外伤和早期阿尔茨海默病等疾病的新方法。[39] 是不是不太相信？那来认识一下亚当·加扎利吧。

亚当被誉为世界上唯一一个摇滚明星式的神经科学家，他很上镜，也有让观众听得懂他每一句话的天赋，"星范儿"十足，与"感恩而死乐队"（Grateful Dead）的前鼓手米奇·哈特是好朋友。

亚当从小就玩美国雅达利公司开发的电子游戏，可以说是"游戏一代"。如今，他正在美国的神经科学实验室参与开发最先进的游戏，而他们的目的绝不仅是吸引玩家花费时间一步步通关那么简单。我曾到旧金山加州大学的神经景观实验室（Neuroscape lab）拜访过他。眼前的一切差点让我惊掉下巴：这个实验室几乎拥有大脑研究人员梦寐以求的所有仪器——功能性磁共振成像仪、脑电波扫描仪、沉浸式虚拟现实和增强现实体验空间、布满视频监视器的墙壁等。该实验室多年前的成果即使放到现在也同样令人惊叹。亚当正在开发针对神经回路的视频游戏，旨在持续促进认知功能的发展。他的工作为全新的诊断和治疗方法打开了大门，这些方法可能会取代或减少对传统精神药物的需求。其中一些传统药物的副作用令人生畏。你如果看过抗抑郁药的广告，那么肯定听说过药物可能会带来的不良反应，如恶心、体重失衡、便秘、腹泻、头晕、性功能障碍、心律异常、易疲劳、失眠等。在亚当看来，是时候改变这种情况了。他说："60 年来，我们一直被困在一个完全无声的系统之中，在职者占据了主导地位，其他所有事物都成了可有可无的替代品，而这并不是正确的解决方法。"[40]

10 年前我第一次见到亚当的时候，他所供职的实验室工作强度没有现在这么大，那时他主要研究的是老年人的注意力和工作记忆。但他的内心住着一个反叛的灵魂，他不想遵循传统的药物治疗方法，而是想建立一种互动式体验，以增强大脑可塑性，改善大脑功能。他之所以联系我，是因为他正在寻找一种衡量参与者认知表现的方法，并考虑使用美国加州旧金山神经科技公司 EMOTIV 开发的脑电图技术。

亚当说这个概念其实非常古老，其原理类似于冥想对大脑功能的影响过程。"现代技术的使用是个转折点，"他说，"视频游戏开发实现了短暂的飞跃，我们希望这种互动式体验能带来身临其境的参与感。目前看来，最佳方法就是引入艺术、音乐和故事背景，结合电子游戏中惯有的奖励机制，将其呈现给用户。"他找到在 Lucas Arts 工作的朋友，请他们帮忙设计一款可以用来娱乐的游戏，而不只是作为研究的一部分。于是《神经赛车》（NeuroRacer）诞生了。这是一款为老年人量身定做的认知训练视频游戏，通过模拟驾驶过程来测试老年人的多任务处理能力。

可惜的是，人脑在多任务处理方面的表现不尽如人意。2008 年《大脑研究》（Brain Research）发表的一篇文章指出，人在驾驶汽车时仅听觉受到一定干扰就会使大脑顶叶（负责空间导航的区域）的活动减少 37%。[41] 对生活在现代社会的人来说，这一结果无疑是个坏消息，因为边刷手机边追剧，同时还跟好几个人发信息聊天，已经成了我们的家常便饭。斯坦福大学的研究人员发现，这类人为他们的"三心二意"付出了巨大的代价。2009 年他们在《美国科学院院报》（PNAS）上发表的一篇文章表明，这些人的注意力、记忆力控制以及任务切换能力实则很差，原因很可能是"来者不拒"地接收各种不相关信息使其抗干扰能力变得日益低下。[42] 并且，随着大脑长期在这种模式下运转以及年龄的增长，人们会变得更容易分心。[43] 亚当的团队 2011 年发表在《美国科学院院报》上的研究证实，与年轻受试者相比，老年人在多任务处理和任务切换方面面临更大的困难和挑战。[44] 神经科学家将这种"确定任务优先顺序"的能力称为"认知控制"。

一旦《神经赛车》成功发行，亚当便有机会扭转这一局面。在这款虚拟驾驶游戏中，老年人需要手握操纵杆，在蜿蜒的道路上驾驶虚拟汽车，使其一直保持在道路中央，并实现变速和转弯等指令，同时还要对屏幕上的特定标志做出反应。当受试者适应游戏规则后，游戏难度会逐步增加，神经学家将其称为自适应阶梯算法。在整个过程中，游戏内设的闭环系统会检测并记录玩家的行为，挑战和奖惩会根据从玩家那里收集到的数据每 3 分钟更新一次。

在为期一个月的实验过程中，受试者将进行每周 3 次、每次 1 小时的游戏体验，总共 12 个小时，游戏过程中产生的行为数据将被记录下来以供分析。结果显示，一个月的"训练"显著提高了他们的多任务处理能力以及注意力和工作记忆等认知控制能力，并且，相对于 20 多岁的年轻人，60~85 岁的老年受试者能力的提高更明显。半年后，亚当对这些老年人进行了跟踪测试，让人意想不到的是，即便半年不玩游戏，其多任务处理能力也没有明显降低。这一结果令研究人员无比兴奋，研究证实的"学习迁移"效应引起了极大的轰动，《神经赛车》的游戏截图甚至登上了 2013 年《自然》杂志的封面。[45] 玩游戏的老年人不仅游戏玩得越来越好，记忆力和注意力也明显优于不玩游戏的同龄人。这是医疗界一直以来的梦想：实现大脑增强，在优化某一任务表现力的同时提升其他任务能力。

继这项研究成果后，亚当和其团队又取得了一系列新进展。如今，他们设计的闭环系统已经可以根据玩家的表现实时更新游戏难度，他们还试图将神经、心率以及其他各种类型的生物传感指标纳入设计体系。通过分析实时传送的大脑数据，游戏系统不仅可以适应玩家的游戏状态，还能适应大脑处理游戏信息的方式。比如，如果系统发现玩家视觉信息处理能力不足，就会给予一定奖励以促使玩家参与视觉活动，鼓励玩家使用和强化这一能力。大脑运作方式因人而异，因此，不同玩家面临的挑战也不同。传统的药物治疗方法完全是静态的，针对更广泛的人群，而基于大脑数据的数字疗法则可以实现"一人一方"，高度个性化。

目前，《神经赛车》的游戏引擎已获得科技医学公司阿奇利互动实验室（Akili Interactive）的许可，亚当担任该公司的董事会成员兼首席科学顾问。继《神经赛车》后，阿奇利互动实验室又推出了一款名为 Project：EVO 的平板电脑游戏，玩家需要不断调整屏幕角度来控制怪兽在激流中前进，同时还要对其他怪兽做出反应。在 2016 年《财富》杂志举办的一次头脑风暴健康大会上，亚当邀请主持人古普塔现场演示了这个游戏。[46] 毫不意外，这位神经外科医生在比赛中的表现极其出色。他边打怪边左右倾斜屏幕，一路通关，游戏也逐渐适应了其技能水平，不断提高难度以保持挑战性。

在我写这本书时，*Project：EVO* 已处于临床试验的最后阶段，正在等待美国食品药品监督管理局审批。如果获批，它将成为第一款治疗儿童注意力缺陷多动障碍的视频游戏。[47] 父母一直极力阻止孩子玩的电子游戏竟很可能对其有好处，这听起来让人难以置信。但一项于 2018 年发表在《公共科学图书馆：综合》杂志上的初步试验结果表明，这种新颖的视频游戏疗法可以明显提高多动症儿童的注意力、自制力和记忆力，[48] 效果与多种多动症药物旗鼓相当。2014 年，世界各地的多位科学家发表了一份联合声明，对增强认知功能的科学依据表示质疑，抨击时下流行的多款视频游戏。而得益于严谨的研究和美国食品药品监督管理局的审批，阿奇利互动实验室的游戏摆脱了消费者驱动的大脑训练游戏的标签，进入了合法的医疗领域。[49] 此外，阿奇利互动实验室还在筹备多个视频游戏疗法项目，涉及多款旨在治疗抑郁症、创伤性脑损伤、自闭症和帕金森综合征的视频游戏。

治疗精神疾病的药物常常会带来一系列令人讨厌的甚至是危险的副作用。对成百上千饱受精神疾病折磨的人来说，发展前景广阔的数字疗法很可能会改变这一现状，解决 Mindstrong 团队成员汤姆所描述的五大障碍。但是，与所有新疗法一样，视频游戏疗法也面临许多挑战，亚当及其团队正在解决这些问题，比如：最小可行剂量是多少？最佳治疗时长是多少？如何确定最佳受试者？受试者在实验过程中是否需要"助推器"？如果需要，何时提供？视频游戏疗法能否与其他医学疗法同时进行，会不会相互影响？等等。对这些基本问题的探究是将新疗法逐步推向市场的过程中必不可少的一部分。

亚当所描绘的人类大脑的未来愿景远非治疗神经缺陷那么简单，其神经景观实验室团队旨在开发健康人的认知功能增强技术，使我们达到某种"超人"状态。其中一个令人印象深刻的子项目"节奏感"（Rhythmicity）就是亚当与米奇·哈特的优秀合作成果。二人联手打造这一移动认知训练平台，旨在探究节奏感对其他认知能力的益处。"判断力和时间把控能力是影响一个人节奏感的关键因素，也是影响几乎所有大脑活动的重要能力，"亚当说，"当一个节奏感较强的人同时具备准确的判断力和灵敏的反应能力时，如果对其大脑的信息处理能力进行微调，在实验室进行测试时，我们就可以进一步改善其注意力和记忆力。"

我不否认对技术的热爱在某些方面损害了我们的认知能力，但在亚当和众多像他一样的神经科学家的引领下，通过数字疗法、数字设备来增强人类认知功能指日可待。未来的无限可能性让人激情澎湃，但技术的滥用同样值得关注。亚当和汤姆以及同行业的其他创新者已经充分意识到了这一点，他们正在努力解决这些问题，以便在新技术问世之前规避相关风险。

第二章

思维控制：
脑电图技术、神经反馈和脑机接口

•

　　闪亮的棕褐色眼睛，灿烂迷人的微笑，这是珂拉·罗维奥给人的第一印象。她极富人格魅力，喜欢参加聚会，在其社交价值观中，与他人建立联系是灵魂法则。这个活力四射的少女充满了艺术气息，喜欢画画、写作和音乐，但她最喜欢的还是在家乡加利福尼亚州的沙斯塔山上与朋友一起散步。她是少数真正"活在当下"的人。的确，如果此时此刻已足够美好，谁会花费心思考虑未来呢？而千禧年刚刚来临，未来令人向往。

　　17岁的珂拉还没来得及思考以后的人生，一场毁灭性的交通事故就让她幸福的生活戛然而止。仅仅几分钟的脑缺氧便使其大脑受到了永久性损伤，她再也无法控制自己的身体，无法感知这个美好的世界了。不能走路，不能说话，不能进食，不能抬头，也不能控制她那双棕褐色的大眼睛……自从发生车祸后，珂拉的脸上就再也没有了灿烂的微笑，也没有了活泼的个性。

她终日坐在轮椅上，原本热情洋溢、活泼开朗的她变得越来越孤僻。10年过去了，她的生活没有任何进展，反而越来越糟糕。她低着头，一双无神的眼睛空洞游离。那个曾经喜欢与人交往、生活中充满欢歌笑语的女孩，如今变成了一个与世隔绝的年轻女性，绝望无助，生活变得黯淡无光。

2010年，珂拉的命运发生了转折。其邻居罗斯林·麦考伊拿来了一个类似于头盔的装置，配有视频游戏系统，可以利用脑电图技术将思维转变为屏幕上的动作。[1] 罗斯林拥有心理学学位，长期与残障人士一起工作，在一节专业课上，她了解了生物反馈技术。她想，能否通过这个技术帮助年轻的珂拉与世界重新建立联系呢？获得珂拉母亲的允许后，罗斯林将"头盔"戴在珂拉的头上，小心翼翼地放好14个电极，并按下"播放"键。

在游戏中，玩家需要控制虚拟人物完成一系列挑战，但不是用操纵杆，而是凭借玩家的思维——也就是意念——完成一系列动作，珂拉必须在大脑中想象出一个"绝地武士"代表她进行游戏。她的第一个挑战是集中精力使一块岩石飘浮起来，她能做到吗？自10年前那可怕的一天开始，珂拉几乎事事都要依靠别人的帮助，自己从未能做成任何事。珂拉一次又一次尝试，一次又一次失败。终于，在罗斯林的鼓励下，她成功地在大脑中想象出了一块岩石，将其"抬"了起来。就像《星球大战》中的绝地武士一样，她用思维控制了虚拟物体的移动，她感受到了思维的力量！

珂拉的脸上露出了久违的微笑，多年来，她终于靠自己的力量做成了一件事，她兴奋极了！这款游戏让她再次有了控制能力，她的生命或许将迎来崭新的一页。罗斯林开始定期帮珂拉进行思维训练，并把训练过程录制下来发布到视频网站 YouTube 上。[2] 随着训练的推进，珂拉取得了很大进步，可以通过意念来旋转和移动虚拟方块，使树枝弯曲，用思维控制游戏中的虚拟玩家，使其飞到空中，甚至飞越森林和峡谷。

令人欣喜的是，珂拉不仅在虚拟世界中取得了进步，在真实世界中也有了很大突破——她可以自己完成抬头的动作，控制眼部的运动，把目光聚焦在某个物体上。相比这些身体机能的改善，更重要的是她可以重新与人互动了。人们说话时，她能转过头，与他们发生目光的交会，这是她 10 年来一直想做却做不到的事，珂拉重新融入了这个世界。每当在游戏中完成一项挑战，珂拉就会回过头，对着家人开心地笑出声来。

罗斯林告诉我："她父亲说这是 10 年来他第一次听到她的笑声。"

珂拉的经历不仅是她人生中的重大突破，也让我们看到了这一技术所取得的进展。在数字环境中控制虚拟对象的视频游戏仅是个开始，像珂拉这样的残疾人可以用思维控制来完成一系列日常活动——打字、发电子邮件、调节温度、推轮椅、开灯、拧水龙头、开电视。"听起来多么不可思议啊！"罗斯林想到这些可能性就忍不住感叹。美国疾病预防控制中心（CDC）的资料显示，如果这项技术可以帮助残疾人群体实现基本自理，那么无论是对于像珂拉这样完全依赖他人照顾的人，还是美国另外的 800 多万残疾人来说，都是革命性的突破。[3]

每次看到珂拉的训练视频，我都热泪盈眶，她每次取得的哪怕一丁点的进步对我来说都是莫大的鼓励。直到现在，每当看到她戴着我们开发的脑电波"意念"头盔开心大笑时，我依旧激动得不能自已。要知道，10年前，这个概念还只是稿纸上一个简单的轮廓，而现在，它已经成为实实在在的产品，并帮助珂拉重新掌控了她的世界。我感到自己和团队的努力终于得到了认可、有了回报。它不仅是一个很酷的未来主义玩具，除了未来的前景，还具有真正的现实价值，它改变了普通百姓的生活。

脑电图技术及其揭示的大脑秘密

要理解脑电图头盔的工作原理，必须先深入了解自己的大脑。10年前我开始探索脑电图技术。在此期间，我观察了数千个大脑的运转过程，跟很多发明家一样，我也在不断地进行自我尝试，测试设备，尝试增强自己的思维能力。我几乎每天都戴着脑电图头盔，玩着跟珂拉相同的视频游戏，玩了1 000多次。每当我用力地想"旋转""是""否"这些指令时，我的大脑会有1 000亿个神经元发射出电化学信号，并以每小时268英里 * 的速度在神经元之间传播。如此高的信号传播速度，要归功于每个神经元末梢像尾巴一样的结构——轴突。神经元发出信号，沿着轴突传播到其他神经元上，再由一种叫树突的树枝状神经末梢接收这些信号。如果把轴突比作话筒，把树突比作耳朵，那么突触就是无处不在的空气，声音在空气

---

* 　1英里=1 609.344米。——译者注

中通过话筒传到耳朵的过程，就像大脑中的电信号经由突触在轴突和树突之间的快速传播。

本质上，神经元与神经元之间不是相互孤立的，它们就像大片大片的鱼群在海洋中螺旋式前进一样，在大脑各个区域内和区域间进行协调，处理图像和声音信息，引发思想，存储记忆，等等。人脑的神经网络比世界上任何计算机网络都强大和复杂得多，如果将人脑中的神经纤维网络拆开并首尾相连，总长度将达 10 万英里，足以环绕赤道四周。

所有这些大脑活动产生的电能，足以点亮一个灯泡。每当想到一个好点子，我们就会说 "light bulb came on"（直译为"灯泡亮了"），原因就在于此。我们都知道，大脑的电信号是以波的形式振荡传递的，其频率取决于相关神经元的放电模式。人的脑电波主要有五种频率：伽马（γ）、贝塔（β）、阿尔法（α）、西塔（θ）和德尔塔（δ）。从思维活跃到深度睡眠，每种频率对应一定的大脑状态。[4]

一个世纪前，一位名叫汉斯·伯格的德国精神病学家首次发明了脑电图技术，使我们今天得以捕捉和理解这些脑电波。神经生物学家戴维·米利茨在《生物学和医学观点》（*Perspectives in Biology and Medicine*）中指出，专注、内敛的伯格医生花了数年时间尝试记录人脑的活动而未能成功，[5]直到 1924 年 7 月 6 日，他终于捕捉到一名 17 岁脑肿瘤患者的脑电波。但由于当时技术的限制，相关仪器只能在方格纸上留下几处划痕，与我们如今通过脑电图设备采集到的具有明显波峰和波谷的脑电图没有任何相似之处。伯格的同事，年轻的拉斐尔·吉恩斯堡医生始终对伯格绘制出的所谓"脑电活动图"持怀疑态度，不认为这种波形图可以反映受试者的大脑功能。拉斐尔写道："几乎没有同事对他的研究抱有期待，大家不认为他会有什么伟大的科学发现。"

也许由于他的同行热情不足，直到1929年，伯格才发表了第一篇自己的研究论文——《论人类脑电图》（*On the Human Electroencephalogram*）。与此同时，他发明了世界上第一台脑电图仪，并且已经绘制了数百幅脑电图，其中50多幅是他自己的。

脑电图就像一个"只读"文件，它能刻画大脑的活动，但不会改变大脑活动。这种可以"窥探"大脑活动的非侵入式方法颠覆了我们对脑部疾病的理解和治疗手段。伯格开发的这一技术现已被广泛应用于检测癫痫、睡眠障碍和脑部创伤等疾病。但是，识别不同频率的脑电波只是脑电图技术的起点。如今，我们已经可以精确定位某一大脑活动发生的位置，并确定该活动在整个皮质中同步或不同步的方式。机器学习技术可以检测到极其微小的脑电波，精确度远远高于肉眼的观察，因而可以得到更精确的数据。通过数学模型和算法分析这些活动，就可以得出大脑思维的运作模式，从而评估听觉处理、语言识别以及多种情绪的认知指标，比如兴奋、兴趣、压力、参与或厌倦、注意力、放松等。这个过程并不是在平面表格上绘制波形图，而更像是将大脑活动进行三维可视化处理，一切都是实时完成的。

尽管脑电图技术在不断升级，但它仍然面临诸多挑战。首先，大脑电活动非常微弱，即使数百万个大脑神经元一同放电，外界也只能观测到一个微小的斑点。想要探测到信号，大脑活动所产生的脉冲必须穿透脑脊膜这个可对大脑起保护作用的三层膜状组织，然后穿过头骨和头皮，最后穿过头发，到达电极。为什么脑电图可以有效探测大脑中类似海啸的神经元活动呢？可以这样来解释：通过一架徘徊在足球场上空数十米处的无人机，你可以清楚地看到比赛结束后大批起身离席的人群，但是，要想在人山人海中捕捉某个球迷的单独行动，则困难得多。脑电图捕捉、测绘并呈现出的正是大脑神经元的"集体"活动，而非颗粒状的活动。

门德斯在练习用思维驾驶一级方程式赛车时也发现了这一点：计算机有时并不能准确地区分他"右转"或"左转"的指令，他必须想办法在脑海中制造出思维"巨浪"，小小的"涟漪"并不能解决问题，外界装置可能根本捕捉不到。因此，他必须提升自己的思维强度，在下达指令的同时激活大量负责视觉、味觉或触觉的大脑神经元。比如，当他想加速时，他必须在脑海中设想足球进球后的庆祝画面；想要右转时，他要想象着吃一些美味的食物；想要左转时，他会努力回忆握住自行车把手的感觉。这种方法奏效了。这些混合了各种感官的思维使大量神经元放电并被计算机捕捉到，进而转化为实际的机械运动。

电信号微弱到难以捕获并不是脑电图技术面临的唯一挑战，大脑中各种各样的噪声也使探测特定脑信号变得十分困难。人脑不是个宁静祥和之地，除了思维活动可以在大脑皮层中制造脑电波，许多其他活动也会使大脑神经元放电。比如，每次微笑、皱眉或耸肩，这些肌肉运动都会触发一系列电信号，干扰我们对脑电波的探测。这就好比当你关上门在洗手间吹头发、用剃须刀或开着淋浴洗澡时，无论你的爱人怎么叫你你都听不见一样。你的耳朵必须在周围的一片噪声中捕捉爱人走过房门的声音，而不再注意吹风机的呼啸声、剃须刀的嗡嗡声或水流的哗哗声。可想而知，这非常困难。

创建一个区分思维指令与大脑其他噪声——脑电图专家称之为"artifacts"（非自然存在物体）——的系统，是我们在设计EMOTIV"意念"头盔时面临的最大挑战之一。为了从噪声中分离出目标信号，我们构建了一系列算法来检测微笑、鬼脸、眼球运动等行为所产生的干扰。过滤掉的数据可以用来跟踪特定的人体行为并将其与一系列反应相结合，比如：在珂拉玩的游戏中，耸眉这个动作会让游戏中的虚拟玩家飞上天空；用力咬牙这一表情会让精灵从画面中消失；眨眨眼，虚拟玩家就会跳出游戏背景以确认你的存在，并向你眨眼作为回应。这种设计使游戏中的交互看起来更逼真，它已经跨越了视频游戏的领域，迈进了思维控制的大门。有了这些技术和设计，"意念"头盔不仅能理解用户发出的思维命令，还能捕捉其面部表情，从而更全面地了解用户的认知表现。

脑电图头戴式装置收集的数据可用于以下两个方面。

一方面，我们可以接收大脑发出的信号，并用它来指挥和控制电子设备。通过将脑电波转换为用 1 和 0 表示的数字信号，我们可以表示所有的大脑活动，从而创建一种脑机接口（BCI），将模拟大脑信号转化为不断增加的字符串。如今，人们已经在使用"意念"头盔对真实物体进行星球大战式的思维控制了，比如：控制无人机在空中盘旋，不碰键盘即可在计算机中输入文字，或者像罗德里戈·门德斯那样用意念驾驶赛车。

另一方面，我们可以用这一设备来"监控"我们的大脑，收集与大脑运转模式有关的数据，然后对这些数据进行分析，进一步了解大脑的功能，并对其加以改善。人类的思维状态得以被窥测，这为我们提供了无限的洞察力。而在现实生活中，研究人员已经开始使用便携式脑电图设备观察我们的神经元了。

将神经科学研究成果带出实验室

如果灵长类动物学家珍妮·古道尔只在实验室里研究笼中的黑猩猩，而不是去坦桑尼亚的野外实地观察，那么我们对这种颇有灵性的动物的了解将严重受限。

在神经科学领域，迄今为止，绝大多数研究都来自无菌的实验室环境，尽管已经有了一些惊人的发现，但几乎从未涉及人类实验。一方面是因为脑成像技术的物理局限性——相关仪器体积大、笨重、昂贵，且一次只能观察一个大脑。每台脑电图仪器价值数万美元，并且需要屏蔽外界环境，避免对电磁信号产生干扰，使用成本巨大。长期以来，在学术界和医学界之外，脑电图并无太多用武之地。另一方面，在头皮上放置数十个电极，记录其位置，将其捕获的数据与各种各样的设备相连并加以分析，这一耗时的过程也让这一技术显得更加笨拙。

要想将脑电图技术带出实验室并将其引入脑机革命时代，需要对其设计进行重新构思。如今，无线脑电图设备简便易用，可以连接到任何电脑、平板或手机，只需几分钟即可完成设置，随时随地都能使用，其价格也非常亲民，只需要花费一个 Xbox（美国微软公司开发的一款家用电视游戏机）的费用就能网购一台无线脑电图设备。有了它，新一代的神经科学家将有机会在自然环境中探索人类的大脑，来自纽约大学的苏珊娜·迪克就是其中的一员。她将认知神经科学和脑机接口技术相结合，走出实验室，走进纽约的学校、博物馆和剧院进行实地研究。于是，我向她介绍了我们的便携式脑电图设备——"意念"头盔。她的目标是研究人类在社交过程中的大脑活动，尤其是脑间同步（brain synchrony），也就是利用脑电波同步技术将两个或多个大脑的脑电波控制在"相同波长"的状态。神经科学家通过构建实验室模型来研究这种人与人之间的联系，但每次只能观察一个人的大脑，分析其在社交或情绪处理过程中的反应，比如让受试者观看处于幸福或悲伤情绪中的人脸照片，测试其大脑的反应。苏珊娜希望在现实的社交环境中探索大脑的运作模式。听起来似乎很简单，但在移动脑电图技术出现之前，这一构想从未实现过。

在交流过程中，苏珊娜向我介绍了她的一些最新研究进展。[6] 在一项研究中，她和同事给高中生戴上"意念"头盔，以记录他们整个学期在课堂上的脑电波，探究学生与老师的大脑活动同步程度。结果如何呢？在师生互动最密切的课堂上，学生的脑电图数据最接近。一般来说，一群玩得好的学生之间大脑同步的程度更高，越是喜欢老师的学生越可能与老师保持大脑同步。这些研究结果似乎并不稀奇，但它反映了这样一个事实：社交对脑间同步至关重要，即使在社会结构较为单一的课堂上，只要师生之间互动流畅，这一判断依然成立。脑电波同步不仅是一种脑电图现象，它还会影响我们与他人互动时的信息处理和信息分类能力。

其中一个实验的结果令人大开眼界。"我们为学生随机分配了座位，让他们在上课前与同桌进行短暂的眼神交流。高中生正处于青春期，所以可想而知，一开始大家都很不好意思。"苏珊娜笑着向我解释。然而，这种短暂的眼神交流却产生了巨大的影响：事先有过眼神交流的同学在课堂上有着更高的大脑同步性，无论他们是否参与小组学习任务，或者是否参与直接互动的任务。"一起做某件事，哪怕只有几秒钟，都会在人与人之间建立更多联系。"苏珊娜告诉我。

在现实生活中，这种场景数不胜数。随便举个例子，在观看剧场表演、电影或艺术展时，如果有一个人眼神中也流露出与你一样的赞赏之情，你们二人的这种共情是否会让你对整个观赏体验更加记忆深刻呢？这是否会转化为更好的口碑或更高的票房呢？在工作场合，如果每逢会议、小组头脑风暴或培训活动，让员工相互对视几秒，是不是也有助于确保每个员工的大脑都在同一个"频道"呢？苏珊娜及其团队进行了相关实验，初步结果表明，成员脑间同步程度越高的团队越有可能获得成功，且团队绩效往往优于团队自己的判断。顺着这个思路往下想，管理人员是否可以利用脑电图技术，基于脑间同步程度来组建更高效的团队呢？如果这样的话，公司会不会参考大脑数据评估员工的表现并以此为依据剔除效率低下的员工呢？

关于脑电图技术的应用仍然有许多未知数，需要科学家和伦理学家继续探索。但毫无疑问，苏珊娜及其团队将新技术直接应用于人脑进行实验，使很多以前无法想象的操作变成了现实，包括首次实现收集大量人脑数据的能力。

探究消费者的大脑

每天有数百万美元用于市场调查，传统上，市场调查采取的是焦点小组访谈、客户调查和其他形式的自我报告等方法，但这些方法不仅耗时耗力，且花费高、效率低，获得的信息往往也不准确，因为按这些方式进行的市场调查往往建立在两大假设之上。

1. 人们只讲真话，且会毫无保留地讲出所有真话。但事实上，被采访者出于各种原因，提供的信息可能并不够完整和真实，比如记忆出现偏差、希望自己的答案更易被社会接受、希望以某种形象出现在公众面前等。

2. 人们知道自己为什么这么做。事实上，我们并不理解自己所有行为的真正动因。如果问消费者为什么做出特定的消费决策（如为什么选择白色轿车而不是红色轿车），我们常常会得到令人沮丧的答案，比如"我不知道"或者"我不喜欢红色"。除此之外，人们的语言和实际行动往往并不一致，甚至差别很大。自己购买决策背后的思维过程是怎样的，很少有人知道。

尽管诸如数据挖掘这样的新技术可以避免自我报告中的数据不实问题，确保信息准确无误，包括人物、地点、内容、时间、行为方式等，但最重要的一点仍然是个谜，那就是行为背后的原因。

自 20 世纪 90 年代以来，各大企业一直在探索"神经营销"（neuro-marketing）这一课题，放弃没完没了的猜测，转而直接探究消费决策产生的源头——大脑，以了解消费者真正的行为动机。在此之前，功能性磁共振成像技术问世，这是影像学发展史的一个分水岭，也为人脑研究提供了全新视角。神经科学家奥利弗·乌利尔教授说，对于消费者行为解读这个课题来说，功能性磁共振成像技术掀起了一场革命。在世界经济论坛的全球青年领袖论坛中，我认识了乌利尔教授，现在与他一起工作。他被认为是消费者神经科学和神经营销领域的全球领先专家之一。他第一个意识到功能性磁共振成像技术的局限性，即造价极高，且难以批量化生成数据，因为该技术无法同时扫描数百万个大脑。在与现实消费场景脱节的实验室环境里扫描几个受试者的大脑，对于探究广大消费者群体的消费行为模式来说基本没有太大价值。相对来说，价格较低、易携带的脑电图设备具有独特优势，且有望颠覆神经营销领域的研究。"未来，前沿的神经研究样本绝不是某个或几个大脑，而是数以万计的大脑。"[7]

挖掘成千上万的大脑数据对于探究消费者行为模式而言将起到决定性作用。通过一套检测认知功能的算法，营销人员和公关公司可以解码出迫使顾客购买的本能感受，即他们自己都没有意识到的感受。两个广告中的哪一个更能引起消费者的共鸣？该生产哪种类型的产品？该用浅蓝色还是深蓝色包装？这些问题，消费者自己也未必知道，但用一整套算法来探究人脑认知，营销人员和公关公司就可以解码消费行为背后的秘密。脑电图可以探测消费者对广告、产品、包装等一系列感官刺激的神经反应，以此推断消费者的喜好。

英国某反烟草协会在其传统的市场调查方法中加入了神经营销，以便更好地做出活动决策。当营销人员在调查中问消费者他们认为哪种活动最有效时，绝大多数人选择了 A。但这些人的大脑数据却显示，活动 B 更能引起脑神经的增量活动，而与 A 相关的神经反应最小，这暗示了消费者其实更喜欢 B。同时实际结果也显示，A 的效果是最差的。

在另一项研究中，研究人员对三种促销活动进行了测试，要求受试者拨打自己认为最有效的活动所对应的电话号码。哪个号码被拨打的次数最多呢？不是前期调查中受试者口中的答案，而是他们的大脑活动信号所暗示的那个活动。

"嘴巴和大脑，你更相信哪个？"奥利弗问。

人们口中说的话和大脑"说"的话——语言和行为之间是有很大差距的，认识到这一点是营销和公关策略成功的关键。在这个快速发展的领域摸爬滚打数年之后，借助 EMOTIV 开发的移动式神经技术，奥利弗发明了一种方法来测量这种差距。在一项涉及中国、英国、印度等国以及多个世界经济论坛战略合作伙伴（可口可乐、联合利华、玛莎百货、埃森哲和英国电信等）的研究中，该方法得以运用并崭露头角。研究人员将 EMOTIV 的脑电图设备和眼动追踪技术相结合，在多个国家的实体店内进行了有关环保和可持续消费的调查研究。结果表明，在说服顾客购买相应的环保产品时，包装或广告上的环保术语（如"生态友好"）远不及事实描述（如"生产这些牛仔裤的用水量比平时减少了 50%"）更有效，而客户自己并没有意识到这一点。这些发现自 2014 年在达沃斯世界经济论坛上公开发布以来，已成为大规模使用移动神经技术评估消费者行为的基准。

脑电图技术使营销人员可以无缝衔接地进行可用性测试，即

"人机回圈"（HITL）优化，以了解消费者使用产品的方式。客户满意度调查是不可信的。《互动计量》（*Interaction Metrics*）杂志于 2016 年发表的一项研究表明，零售商在问卷调查里提出的问题有 1/3 会引导客户给出他们想听到的答案。[8] 这种具有诱导性的问题有什么价值呢？正确的做法应该是了解客户与产品的真实交互方式，获得有用信息，这样才能在竞争中保持领先地位。如果客户在产品使用过程中明显有失望或无聊的状态，商家就可以立刻意识到这些问题，改进产品的相关性能。此外，商家还可以将大脑数据与其他生物识别传感器（如眼动追踪仪和心率测量仪）结合起来，更加全面地了解消费者在产品使用过程中的身体数据。如果想知道哪些产品、展板和标识能够引起客户的注意，你不用再等客户填写调查问卷了，这种方式不仅效率低，结果也不够客观。当客户在你的商店或展示厅里走动时，你完全可以借助脑电图技术获取客户实时的身体量化指标。这样的话，你不仅可以获得广泛的目标群体数据，还可以得到及时反馈。当然，其中也存在一个问题，即消费者可能不愿意将自己的大脑数据"泄露"给你，因为企业很难向客户证明这些私人数据只会以合法方式被使用，而不会被高价转卖，造成信息泄露。在本书的后面几章，我会着重探讨诸如此类的道德问题。

利用脑电图技术重塑我们的大脑

神经可塑性——大脑通过"自我再布线"对经常使用的神经通路进行强化，并对不常用的神经通路进行弱化的能力——有利也有弊，比如：不愉快的经历即使发生在几十年前，也很难被忘记，因为每次回想起来，相关的大脑记忆都会得到加强；不良习惯往往难以改正，也是这个原因。由大脑神经元异常放电引起的癫痫病也是一个例子，一旦癫痫首次发作，大脑中就会形成新的神经通路，而由于神经可塑性，大脑会不断铺设新的神经通路来应对神经元异常放电。

威廉·博斯是旧金山大学的神经科学家，我认识他将近 10 年了，他一直在研究如何在癫痫首次发病前检测到大脑内的神经异常。[9] 美国疾病预防控制中心的数据显示，1.2% 的美国人患有癫痫，[10] 总数达 340 万人，每年直接和间接的治疗费用为 155 亿美元。[11] 治疗癫痫的药物有很多，但大部分存在严重的副作用，而患者一旦发病，终生都要与其抗争。

如前文所说，癫痫病是由神经通路异常导致的，而威廉认为，如果我们可以识别出有高患病风险的人——如经历过创伤性脑损伤或脑震荡的人，并使用脑电图进行监测，我们就可以检测到可能会导致癫痫的异常神经通路，并在首次发病前加以治疗，以防止新神经通路的产生。这就意味着，癫痫病将来可以被有效避免。

因此，神经可塑性的优点在于，可以识别特定的大脑运转模式，识别出异常通路，从而优化大脑。在脑机革命时代，脑电图技术正在逐步颠覆健康医学领域。目前，基于脑电图技术的多动症诊断方法已经获得美国食品药品监督管理局的批准，脑电图神经反馈疗法也逐步应用于临床诊断，治疗焦虑症、创伤后应激障碍、脑震荡、创伤性脑损伤、中风等精神疾病。神经反馈疗法涉及识别异常脑电波，并通过大脑思维训练来改变这些异常通路。比如，当大脑以目标模式运转或在思维训练游戏中完成特定训练任务时（如前文讲到的《神经赛车》），我们可以播放一段欢快的音乐，给予大脑正向反馈。研究人员还可以利用有关患者大脑如何对某些刺激做出反应的知识来检测与精神问题相关的大脑异常模式。通过这种方式，音乐已经被用来治疗抑郁症。此外，我们可以用具有生物传感功能的软件或设备来制订更加个性化的治疗方案。

闭环神经反馈系统发展潜力巨大，但其面临的挑战也不容忽视。由于缺乏相关知识，加之脑电图神经反馈系统成本很高，许多精神健康从业人员只能使用早已过时的设备，很难跟上脑电图技术的发展步伐。相比成本低、易实现的谈话疗法，升级设备并因为每一次神经反馈技术的迭代而重新掌握技能，都需要投入更多金钱和时间。

价格亲民的脑电图头盔不仅能使这种治疗方法更广泛地应用于临床治疗，还可以使改变大脑的能力掌握在患者自己手中。

认知行为疗法是一种实用而有效的心理疗法。检测异常神经通路并将其进行优化的关键是在它们产生时（最好是在产生前）就识别它们，这是认知行为疗法的基础。但是，当我们的思维能力开始走下坡路时，有多少人能意识到自己大脑的问题并给予足够关注呢？很少有人能做到这一点。便携式脑电图设备不仅能帮助我们探究大脑奥秘，还提供了一种动态方式来监视大脑中正在进行的活动，并根据所看到的做出改变。智能手表可以监测心率，记录步数，计算卡路里，用户可以通过这些数据来确认自己的身体是否处于健康状态。如今，我们也可以戴着脑电图头盔来绘制脑电波图，监测情绪波动情况、注意力是否集中，从而得知自己的思维状态。

我们可以应用一组原则来强化大脑执行各种任务的方式。例如，我们可以用一些方法来训练自己集中注意力，提高工作与学习效率。戴着脑电图头盔对大脑状态进行实时监控，我们就能知道在做哪些活动时大脑是高度专注的，并通过客观数据找到影响大脑专注度的因素，这个变量可能是不同类型的背景音乐。我们可以确定一天中不同的工作时间、室内光照强度，或者其他分散注意力的因素。有了这些客观数据，我们就可以有针对性地改变工作环境，以达到更高的工作效率。这种构想已经成为现实：汽车行业正在利用这项技术开发一种评估驾驶员专注度的系统，一旦驾驶员打瞌睡或注意力不集中，系统就会发出警报甚至强制停车；空管员也开始佩戴脑电图头盔，帮助其在高压工作环境中保持专注。

　　脑电图头盔能够实现大脑与数字技术的无缝交互，在不久的未来，它将获得更大的发展空间，与数字设备，如智能手机、语音识别接口 Siri 或 Alexa 的关系将更加紧密，互惠互利。假设某天下午6点，一个大客户让你准备第二天的会议资料，而为了按时完成任务，你需要一整晚待在办公室，保持紧张的工作状态。如果你的脑电图头盔已经知道了这种环境设定，并且知道你需要保持高度专注，那么它在读取你脑电波的过程中就可以实时检测你的专注度。你的注意力是否在减弱？需要补充能量吗？它会及时给你一些感官刺激，如调亮灯光、播放音乐。你不用在脑中发出"我要开灯"或"我要听音乐"这些明确的指令，脑电图头盔会替你完成这一切。

　　除了能检测注意力是否减弱，它还能根据一些迹象判断用户是否有压力感，并调节室内的物理环境帮你缓解压力。在现代社会，人类战胜了很多流行病，如疟疾和天花。但越来越大的工作压力给身体健康带来的危害并不亚于这些疾病。世界卫生组织将20世纪称为"压力流行病"的世纪，节奏快、压力大的世界引发了一连串的精神疾病和认知障碍。2010年，全球精神疾病的经济负担在2.5万亿美元左右，预计到2030年，这个数字可能会达到6万亿美元，[12]失业、收入减少、全球产出降低等因素也可能导致精神疾病的治疗成本增加，总成本将超过癌症、糖尿病和呼吸道疾病治疗费用的总和。生活和工作压力是精神与身体疾病的罪魁祸首，而且在知道自己患病之前，人们很难发现其早期迹象。

体重秤的读数可以让你轻松知道自己的体重，但没有哪种秤能称出你的精神压力值。无论是对个人、经济还是对社会来说，压力过大都是毁灭性的：员工错过工作机会，社会生产力受损，公司为医疗福利付出代价，国民经济受到影响……

如果你的脑电波显示你正在承受很大的精神压力，脑电图头盔就会发出信号，远程控制手机、电脑等电子设备，暂时屏蔽通知消息，同时调暗灯光，播放舒缓的音乐，为你启动5分钟的冥想程序，或提示你去户外运动一会儿，不要胡思乱想了。

该技术将彻底改写游戏规则，帮你保持更好的身体机能表现。试想一下，如果你的工作环境可以自动适应你的需求，你的效率会提高多少？当然，公司领导者并不会因此失业。将来哪一天，老板会不会要求所有员工都戴上脑电图头盔？员工对此会做何反应？他们会把它当作与个人幸福指数息息相关的奖励，还是认为这是对隐私的侵犯？这些问题都有待解答。

僧侣的脑电图

几十年来，人们一直在探究为什么有的人表现格外出色，是什么让他们始终位于第一梯队，而其他人只能挣扎在社会底层？同样想取得成功的其他人会采纳他们的建议，将他们说的话奉为人生箴言。但或许并没有那么复杂，只要养成一些日常习惯，每个人都可以到达人生巅峰。到底是什么样的习惯呢？事实上，这些成功人士可能并没有意识到其成功背后的大脑运作过程是怎样的。如果我们能探究那些成功的首席执行官、优秀的发明家、极具创造力的艺术家和科学天才的大脑，并复制其思维过程，那么结果会怎么样呢？

在法国西南部波尔多附近有一个小村庄名叫梅村，它是欧洲最大的佛教寺院所在地，200多名僧侣和尼姑在此修行。除了散步、吃饭等日常活动，正念、冥想占据了他们生活的很大一部分。每年，全球有成千上万的冥想新手来参观寺院，体验这里的祥和与安宁。

2015年，一群僧侣和尼姑从这里前往旧金山，希望医治好他们的师父释一行禅师（Thich Nhat Hanh）的中风，法灵（Phap Linh）法师也在其中。包括我在内的很多人都叫他灵（Spirit）法师，在越南语中，"Linh"的意思就是"Spirit"。他到处打听有没有中风的替代疗法，在听说了脑电图神经反馈技术后，打算试一试。他联系到我，问了我很多有关信息，并来到我的办公室现场观看演示。我很荣幸见到他，也很高兴向他介绍脑电图头盔。他身穿棕色长袍，静静地坐在那里看着我调试设备。把电极放置在他的头上要容易得多，因为跟梅村的其他僧侣一样，他没有头发。而要确保电机放置准确、连接良好，头发恰恰是最棘手的问题之一。

我打开电脑上的脑电图检测系统，开始测量他的大脑数据。我不敢相信自己的眼睛——有什么不对，很不对。我看过好几千个大脑的数据图，但从来没有见过这样的。

灵法师的大脑似乎……与常人不同。在使用脑电图设备时，"正常"情况下会有各种颜色的星状亮光在大脑中闪烁，火红色、亮绿色、黄色和平静的深蓝色，这些星点瞬息万变，就像音乐节上的灯光秀。但灵法师的大脑中只有深蓝色的德尔塔波，这种脑电波通常只在睡眠状态下才会出现，是一种振幅较小的缓慢波。然而，他显然没有在睡觉。

我跟他说设备出了点问题，于是边聊天边试图找出问题所在，可是设备和系统一切正常。我又对设备进行了一些调试。这时，灵法师开始与我交谈，我发现他一开口说话，脑电波会迅速转换成贝塔波，这才是正常情况下应该有的波形。

"哦，现在好了。"我说。但只要他停止讲话，他的脑电波就会再次变成德尔塔波。这种情况重复出现了多次，我终于意识到，设备没有任何问题。

"你是故意这样做的吗？"我问。

"做什么？"灵法师问道。

"你一停止讲话，屏幕就会变黑。"这说明他整个大脑的活动强度和脑电波频率会迅速降低。我让他再来一次，不再说话，结果还是一样。"你不说话时在做什么？"我又问。

"我会认真感受我的呼吸和身体，感受坐在椅子上的感觉和脚踩在地上的感觉，师父这样教我的。"他说。

"你的意思是，你在专注于感知自我时会停止思考？"

"对。"

"没有例外？"

"其实也并不是任何时候都能做到这一点，但师父让我们尽量这样做。对僧侣来说，这是一种日常练习。"

灵法师的大脑与我以前见过的大脑不同，它非常安静，从脑电图上基本看不到典型的"噪声"。对大多数人来说，完全停止思考是个很大的挑战，因为我们身边总是围绕着各种各样的声音。我见过有的人能将这种状态维持几秒钟，但没有人能像灵法师这样长久保持大脑的"放空"。多年的正念和冥想练习极大地改变了其大脑运作方式。

我被吓了一跳。当我向他展示设备的工作原理时，他能够在思考和非思考状态之间无缝切换。这种强大的思维能力令我震惊，他自己也觉得不可思议。

"打坐念经对我还有这种影响？师父一直说这是一种强大的修炼方式，可以让人的心灵安静下来……内心的声音总是在进行比较、判断和自我批评，让你感到焦虑和压力，而冥想练习可以让思想安静下来。人们普遍认为头脑中的声音是摆脱不掉的，而师父却说，让思想安静下来并不难。今天在电脑屏幕上看到这种客观的测量，我觉得确实很有趣。"

灵法师并非从小就生长在寺院，他在英国长大，其头脑也是在现代世界中培养起来的。他17岁被剑桥大学录取，沉迷于科学、音乐、数学和哲学。大二那年，母亲因动脉瘤去世，这一变故彻底改变了他的生活。他说："母亲去世后，一切都变了，我无心学习，没法集中注意力，整个人彻底崩溃了。"[13] 他失去了前进的动力，考试成绩一落千丈，最终退学。当一个同学邀请他暑假去梅村游玩时，他想："为什么不去呢？"

而这次经历彻底改变了这个一直认为人类是由"漫无目的相互碰撞的原子组成"的理工科学生。到梅村的第三个星期，他的整个信仰体系都被颠覆了，从此，正念和冥想成为他一生中最重要的事情。2008 年，也是在梅村的第八年，他成了一个真正的出家人。灵法师的故事表明，他的这种能力并非与生俱来，而是通过后天练习培养的。

他很肯定地说自己的大脑没什么特别之处，梅村的任何一个僧侣都能做到这一点，并邀请我亲自去看看。于是我前往旧金山，参观了他们的住所。这是 Salesforce 公司创始人兼首席执行官马克·贝尼奥夫在旧金山的房子。对于冥想的力量，马克始终深信不疑。我让他们都试戴了大脑装置，正如灵法师所说，每个人都能像他一样自如地控制自己的大脑。法师们对这项技术很感兴趣，开始互相比试谁的大脑控制能力更强。在一位法师戴着头盔进行测试时，其他法师故意在他面前晃来晃去，发出各种声音试图分散其注意力，但他丝毫不受影响，全程保持大脑平静和专注。关于这个场景，我一直记忆犹新。

灵法师把大脑装置带回梅村，演示给其他僧侣看。面对一群"观众"，他把装置戴到头上。"那么多人看着我，我不确定还能不能做到。"他后来告诉我。但事实是，他可以，并且可以控制大脑的各个部分，也就是说他可以任意地激活或冻结特定的大脑区域——多么不可思议！10多年的脑电图技术领域工作经验告诉我，他的这种"特异功能"从理论上说是不可能的。不可能！这不像是移动虚拟立方体、控制游戏中的虚拟人或者操控无人机那么简单，甚至超越了用意念驾驶赛车的范围，他在有意识地控制大脑活动！这也证明了我们拥有巨大潜能，人人都可以学着控制自己的大脑，但至于如何使用这种能力，我们所了解的还只是冰山一角。

当然，大多数人也许并没有兴趣和时间每天花好几个小时练习冥想。美国国民健康调查的数据显示，2012年大约有1 800万成年美国人在练习冥想。[14] 但他们是否能如愿以偿呢？学术界不乏"冥想可以提高思维能力"的科学研究，大量研究表明，冥想确实可以缓解压力、提高注意力、降低焦虑感、预防认知能力衰退，但练习多久才能真正看到大脑的变化呢？这个问题的答案不仅因人而异，而且基本只能凭直觉判断。你认为自己精力集中吗？你认为自己能不受外界干扰吗？你认为自己的压力得到缓解了吗？然而，你认为的并不一定是真的。就像灵法师那样，脑电图装置的读数可以客观地告诉你大脑的变化，你可以根据严谨的数据来判断自己是否取得了进步，比如心理状态的改善或认知功能的提高。

脑电图、增强现实 / 虚拟现实、模拟宇航员和人文智能的飞跃

近年来，技术预言家和媒体工作者一直在宣传增强现实和虚拟现实时代的到来，称其是下一个"重大事件"。国际数据公司的最新

数据显示，增强现实和虚拟现实市场的全球收入预计将从 2017 年的 114 亿美元跃升至 2021 年的近 2 150 亿美元。[15] 移动脑电图技术有望大幅拓展这个市场，但具体拓展到何种程度还是个未知数。脑电图神经反馈可以与增强现实和虚拟现实完美结合，目前已在创意产业中得到应用，为视频游戏玩家提供了带有科幻色彩的沉浸式体验。作为模拟大脑和物联网的桥梁，脑电图的发展潜力远远超过了娱乐和视频领域。

在不久的将来，基于脑电图的增强现实和虚拟现实软件将在健康与保健领域大展身手。对于像珂拉这样的残疾人，医生可以借助增强现实和虚拟现实电脑游戏帮助他们恢复认知能力。此外，医生或许可以推荐一款治疗抑郁症的应用程序，或者为癫痫病患者开"音乐处方"。增强现实和虚拟现实眼镜、耳机、头戴式受话器等可穿戴设备的应用越来越广泛，这给脑电图技术的推广提供了便利条件。比如，对于正在使用无线增强现实和虚拟现实眼镜的人，只需添加几个脑电图传感器就可以轻而易举地上传大脑数据，让他们身临其境地感受这个略显科幻的世界。

将脑电图传感器与增强现实和虚拟现实设备融合起来是充分利用这些技术的必要步骤。若单纯依靠增强现实和虚拟现实设备，你需要按下按钮，做出指定动作或说出某个指令，让智能眼镜或虚拟现实头盔中的信息以你想要的方式展开、消失或做出回应。但如果将增强现实和虚拟现实技术与包含"是"或"否"指令系统的脑电图传感器结合起来，用户不用说话，也不用做任何动作，只需要通过思维就能下达指令，在系统提供的选项中进行选择，方便快捷。

脑电图与虚拟现实相结合的时代已经到来，苏珊·叶·杰威尔博士就是这一时代的见证者和参与者。她是太空医生、科学家、远见者、创新者、"宇航企业家"（Astropreneur），还是美国火星学院（Mars Academy USA）院长和 AvatarMEDIC 公司的总裁。通过组建和部署机组人员到类似的环境（地球上类似于太空环境的地点）中，她将指数技术融入体验式学习中。像苏珊一样的模拟宇航员在地球上寻找有太空环境特征的地方，如南极洲的冰冻地带、加利福尼亚州和犹他州的荒凉沙漠等，并在这些极端恶劣的地方身临其境地进行研究，模拟火星上的生活，这是火星学院 NEAMAE 项目的重要部分（"NEAMAE"是"尼泊尔、珠峰、南极洲、北极、非洲、美洲探险远征队"英文单词首字母的缩写）。他们每次都会在这种类似火星的环境中生活数周、数月甚至一年，进行科学探测以及人类行为和认知能力的实验，实验过程中就用到了脑电图头盔。

2017 年我联系苏珊，问她是如何使用这项技术的。[16] 她说，他们会在一些模拟任务中用脑电图装置结合虚拟现实训练系统，教非医疗人员（工程师、科学家、艺术家）进行远程外科手术和远程麻醉。如果人类未来真要移民火星，对于这些没有受过医疗培训或医学常识不足的人来说，这或许就是生与死的差别。为了模拟这种情况，苏珊的团队用软件构建了一个虚拟手术室，里面有一个虚拟病人——"太空人"（AstroMan）。他们会持续监控太空人的血压、心率和其他身体机能指标，如果发现指标异常，手术室就会响起急救警报。

这时，"模拟宇航员"们会戴上虚拟现实脑电图头盔，阅读远程手术的操作流程文件，并将其记住。如果"太空人"情况不妙需要急救，他们就要在极其有限的时间内进行远程麻醉和手术。在此过程中，脑电图头盔会跟踪他们的脑电波，评估他们在手术中的认知表现。通过对比多次研究数据，研究人员可以判断反复练习是否能提升"模拟宇航员"在高压环境下的认知表现和记忆力水平。这些数据仍在收集中，苏珊预计这些数据将为加强火星任务的虚拟现实训练提供线索。这些发现也将对更多的地面训练工作产生影响。

头戴式设备可能会成为在火星上生存的必需品。而在地球上，这一概念已经开始流行，影视剧《好汉两个半》（*Two and a Half Men*）、综艺节目《单身汉》（*Bachelor*）和巴黎时装周上都出现了脑电图头盔的身影。随着这一技术不断发展，总有一天它会变得像戴智能手表一样司空见惯。那时，技术将深深印刻在生活的方方面面，头戴式设备将成为人脑的一部分，我们将其称为"人文智能"（humanistic intelligence）。这标志着人类向大脑增强迈出了一大步，向脑机革命时代迈出了一大步。到那时，像珂拉这样的残疾人就可以凭借意念掌控他们的世界，我们也可以"入侵"智者的大脑，复制其强大的思维能力，当然，要在他们允许的前提下进行。

第三章

连接未来的神经技术：
用电磁干预和声波改变大脑

•

在柏林举行的一场音乐会上，一位年轻的音乐家坐在钢琴前，将视线锁定在面前的乐谱上，这是一首巴赫前奏曲。这名来自西班牙的古典音乐系学生叫马里奥·马佐，今年 23 岁，6 岁开始学音乐，日复一日的刻苦练习使他熟知从莫扎特到拉赫玛尼诺夫的所有乐曲，但他之前从未弹过这个曲子。

准备开始了，他戴上耳机，手指在琴键上滑动，耳机上的电极向其大脑运动皮层发送着低电平电流。这是一个自制实验，目的是探究神经刺激是否可以加快马里奥的学习进程，而屋子一角的摄像机则悄悄录制下了整个过程。

几个月前，马里奥在一家西班牙报纸的网站上读到了一篇有趣的文章：耳机发出的经颅直流电刺激（tDCS）可以提高运动员的运动水平，使其表现更好，如跑得更快、力量更大、更好地掌握复杂动作、把高尔夫球打得更远等。这篇文章探讨了体育锻炼对人体的好处，马里奥不禁想起他弹钢琴所要付出的"体力"——用整个上半身的力量敲打琴键，双脚操纵踏板，时刻保持手腕的灵活性以加快手指敲击琴键的速度……要出色地完成这些动作，需要极高的灵活性和身体协调能力。"从某种意义上说，音乐家也是运动员。"2018年马里奥在 Skype（一种网络即时语音沟通工具）上告诉我，[1]"我们每天都要'训练'，跟运动员一样，动作要标准，要有耐力"。

读完那篇文章后，马里奥突发奇想：这种设备或许可以为他所用。于是他联系了这一产品的开发商，位于旧金山的光晕神经科学公司（Halo Neuroscience），他们很愿意协助马里奥进行实验。"我想亲自做这个实验并不是因为我怀疑其功能，也并非因为我是个'技术控'，只是单纯对它很感兴趣。"他说。

为了提高测试的准确度，马里奥建立了一套评判标准，以便更好地区别自然状态下和有耳机干预时的不同表现。他来到当地图书馆，选了两首复杂程度相当的巴赫前奏曲。最重要的是，他之前从来没有接触过这两首曲子。他打算在不戴耳机的情况下练 6 天 A 曲，每天 20 分钟，然后戴着耳机练 6 天 B 曲，同样是每天 20 分钟。马里奥说，从头开始学一首曲子需要花很多时间去记音符，一旦将所有音符牢记于心，就可以不假思索地弹奏了，完全不用思考手应该按哪个琴键。如果硬要在脑子里把每个音符都背出来，那么曲子就弹不成了，所以，掌握一首乐曲的关键是肌肉记忆，这很重要。"正确的方式应该是手指下意识就知道应该按哪里，"马里奥说，"完全不用思考就可以弹奏。"

第一周，马里奥在不戴耳机的情况下练习了5天，结果与他的预期一样，他记住了所有音符，但他认为自己还没有真正领悟这首曲子的真谛。他原本打算第6天继续练习，但耳机寄来了，这个快递箱对他来说太诱人了，他忍不住拆开了快递。

马里奥戴上耳机，开始练第二首曲子。练了20分钟后，准确度和速度没有明显变化，但他感觉时间变慢了，学起来似乎更容易了。最大的变化发生在第二天。他在录制的实验视频中对着镜头说："今天我坐下来演奏时，觉得自己已经记住这首曲子了，手指知道该弹哪里，弹得也很准确，我好像已经记住了这首曲子的绝大部分音符。这有点不可思议，我不可能在20分钟内就记住一首钢琴曲。"[2] 在接下来的实验中，马里奥在短短3天内就达到了理想的流畅度，比平时快得多。

这是因为经颅直流电刺激产生的轻微电脉冲刺激了他的大脑神经元，使它们更容易放电。正如神经科学家在解释神经可塑性时说的那样，一起放电的神经元会自动彼此相连。在马里奥学习新乐曲时，其大脑会创造新的神经通路，神经元同步放电意味着这些通路会得到加强。经颅直流电刺激会刺激神经元，造成神经的高可塑性，如果此时受试者正在进行有效的、正向的练习，学习进程就可以加快。

取得这一重大突破后，马里奥又邀请了其他音乐家戴着耳机进行类似的操作，这样就将其实验提高到了一个新的水平。他还推出了一个播客，分享自己实验过程中的见解、感受和经验。他说，到目前为止，受试者的演奏水平得到了不同程度的提高，有人在20分钟内提升了 20%，有人在完成整个实验后，水平提高了 300%。他发现，学习曲线不仅因人而异，还会受乐器种类的影响。"有的人学习过程加快了，"他解释说，"有的人准确度提高了。""小提琴只有一种音阶，所以小提琴演奏者水平的提升基本都体现在技巧上。钢琴比较难学，不同的人会有不同的进步。"马里奥解释说。

说起这个可以提高自己学习能力和演奏水平的新工具，马里奥眉飞色舞，侃侃而谈，言语中有难以抑制的兴奋。他说："运动员的训练设备一直在革新——鞋、球、可以加速或减缓流汗的高科技运动衣。而我们的硬件设施却更新缓慢，上一次改进是在 20 年前——可以加润滑油的椅子，用起来更顺滑。对我们来说，这是个很大的问题。"但也有一些音乐家表示，借助外部设备提高演奏水平会有损其信心。马里奥却说，这是自尊心在作祟："因为这样一来，他们必须承认有些东西他们并不擅长。但不可否认，这种头戴式耳机确实有帮助。音乐家不是只能靠自己。"

我问马里奥是否觉得这是一种作弊行为，他却说："你不是第一个这么问我的人。"显然他思考了很多。他接着说道："如果我出身于音乐世家，这算作弊吗？如果我家庭富裕，有一架更好的钢琴，这算作弊吗？确实，设备给了我很大优势，有些人即使不是生于音乐世家，也没有名贵钢琴，也照样可以成为伟大的钢琴家。所以说到底，用施坦威（钢琴的顶级品牌）的人才算作弊。"

马里奥的话不无道理。一些极端的生物黑客为了打造"精英运动员"，会运用一系列生物措施来提高运动员的身体机能，比如严格的饮食、昂贵的补品、虚拟现实训练平台、可以将身体数据实时传送给教练的智能制服、心率跟踪仪等。跟他们相比,神经黑客的做法似乎大同小异,用神经技术来改善表现也是合乎逻辑的下一步。马里奥相信,这种神经技术有可能改变数百万学生学习弹奏乐器的方式。经颅直流电刺激和其他电刺激方法会不会成为表演者必备的培训工具呢?在马里奥看来,"这就是古典乐未来的发展方向",甚至不只是古典乐。

光晕效应

在这种头戴式耳机的背后有许多杰出人才,布雷特·温盖尔就是其中之一,他是光晕神经科学公司的首席技术官兼联合创始人。几年前,我开发脑电图技术时偶然认识了他。从那时起,我们便一直是很好的朋友。布雷特拥有生物医学工程博士学位,在脑物理学和脑电图技术方面有多年研究经验,在神经技术领域造诣颇深。在一家名为NeuroPace 的公司中,他参与指导了一项神经移植项目,探究如何预防癫痫发作。该项目始于 2001 年,历经十几年的艰苦努力,终于在2013 年获得了美国食品药品监督管理局批准。

后来,布雷特与合伙人共同创立了光晕神经科学公司,他正式成为神经技术企业家队伍的一员。长期以来,他一直密切关注经颅直流电刺激技术的发展,并为这个新兴领域所吸引。我问他是什么促使他决定在一个全新领域重新开始,他说:"是那些正在进行的令人惊叹的研究。"[3] 经颅直流电刺激可以颠覆人类的学习过程,谁不对它心生向往呢?"但所有操作基本都要通过由电线、海绵和米色盒子组成的设备完成，这些设备被放在实验室工作台上，带有蓝色的大旋钮、LED（发光二极管）读数器以及类似的东西。"他一直认为，采用这种非侵入性技术肯定有机会创造出一种超越米色盒子的消费者友好型产品。

尽管一些技术创新者正在开足马力研发新产品，但布雷特和光晕神经科学的联合创始人、NeuroPace 的前业务负责人丹尼尔·赵却决定放慢脚步，不急于发布产品，而是先将其作为一个研究项目来对待。"我们比较保守，"布雷特说，"只有亲眼看到的才是真实的。"第一步，用电线和海绵等制作自己的实验器材，并尝试借鉴一些其他科学实验室已有的优秀研究成果。他们成功地用自己的实验器材再现了多个实验室取得的结果。这些结果表明，经颅直流电刺激可以改善神经可塑性并提高运动学习（motor learning）效率。

"我们发现，这些结果可以在运动领域得到很好的应用，"布雷特说，"因为它们很容易被量化，机制也易于理解，而且体育和音乐的现有市场也很大。"关注运动学习领域的另一个原因是，大脑的运动皮层正好位于耳机带所覆盖区域的正下方。因此，研究人员完全可以摒弃各种各样复杂的实验仪器，只需要一副耳机就能完成整个实验过程，十分方便。"人们甚至可以戴着这种耳机在体育馆锻炼。"布雷特说。

有了这一想法后，布雷特的团队很快就取得了突破性进展，从研究阶段过渡到夜以继日的生产阶段。他们必须找到一种不受发质影响的特殊电极，使其能稳定接收大脑信号。否则，一切都将前功尽弃，回到原始状态，他们将再次与无聊的米色盒子、海绵和电线打交道。2015 年年底，这支团队经过不懈努力，终于研发出了产品的试用款，并在杰出运动员的大脑上进行了尝试。

在与美国滑雪和滑雪板协会进行的为期四周的研究中，与对照组相比，戴着 Halo Sport 头戴式耳机的运动员的起跳能力提高了 13%，滑雪的平滑度提高了 11%。[4] 在迈克尔·约翰逊运动训练公司（四次短跑奥运金牌获得者迈克尔·约翰逊以其名字命名的运动训练公司）进行的一项实验中，20 名优秀大学生运动员进行了一系列下蹲和跳跃训练，实验目的在于测量他们下半身的肌肉爆发力。其中，佩戴 Halo Sport 头戴式耳机的 10 名运动员为实验组，另外 10 名不佩戴耳机的运动员为对照组。结果显示，实验组的下肢爆发力相比基准线提高了 12%，而对照组仅提高了 2% 左右。[5]

获得这些成果后，布雷特及其团队关闭了"隐身模式"，开始启动世界上第一个面向大众的、消费型无创神经刺激器的交付过程。从那以后，旧金山巨人队、美国自行车队和美国海军特种作战司令部（又名"海豹突击队"）都开始用光晕神经科学公司的经颅直流电刺激耳机来提高队员的表现水平。自从马里奥的巴赫前奏曲实验视频上传以来，越来越多的专业音乐家开始尝试这一方法。

不过，如果你认为只需要戴上经颅直流电刺激耳机，躺在沙发上，等待最强思维自动下载到你的脑袋里，那你就大错特错了。"并不是说戴上耳机，然后嘭的一声，你的脑子里就瞬间加载了贝多芬的所有作品。"布雷特说，"如果你是躺在沙发上使用这个产品，那么你躺沙发的技能也许会突飞猛进。所以，把不良行为与经颅直流电刺激耳机相结合，结果会适得其反。"布雷特及其团队在这一点上表述得非常清楚，神经刺激只有与良性训练相结合才能产生想要的结果，无论如何，练习都是必要的。也许你可以更快地完成工作并获得更好的结果，但是你仍然需要付出足够的努力。

同时需要说明的是，目前可供购买的经颅直流电刺激产品并不能有针对性地改善特定部位的功能，如非惯用手的精确度或某只脚的力度，这种功能改善是下一个需要突破的技术关卡。依靠目前的技术，为了使电流扩散，无创神经刺激必须穿过颅骨，而且设备的功能是"一刀切"的，不能私人定制。布雷特希望改变这种状况，并且正在积极寻找方法，试图通过使用生物信号和性能数据来产生更多个性化的结果。拥有医疗设备研究背景的布雷特看到了使用经颅直流电刺激设备加快中风康复过程及其物理治疗进程的巨大临床潜力，他说："大部分形式的康复过程都采用重新学习的模式，你的大脑会学着在有损伤的情况下工作。"科学研究表明，经颅直流电刺激可能有助于中风患者恢复语言能力和运动控制能力，[6] 但目前仅限于保健领域。患者不用住院，可以把设备带回家进行自主治疗，这一突破可以说是革命性的，经颅直流电刺激设备不仅能让患者以一种更轻松的方式进行持续治疗，也为那些因残疾、费用高昂或缺乏理疗师而无法使用传统疗法的人提供了更佳选择，理疗师甚至可以远程监督患者按时完成训练任务。

运动学习能给患者带来身体机能的提升，但这仅是个开始。经颅直流电刺激主要通过两种方式——促使神经元放电或抑制神经元放电——来影响大脑神经元的放电活动，具体是哪种方式，取决于所施加的电流类型。随着技术的发展，这两种方式将有更广泛的应用。经颅直流电刺激旨在通过刺激大脑前额叶皮层（控制注意力和多任务执行能力的大脑区域）来改善认知控制。布雷特说："这一技术正在飞速发展，我们很期待能参与其中。"研究表明，经颅直流电刺激可以改善语言学习能力[7] 和数学技能[8]，同时对治疗慢性疼痛[9]、抑郁症和其他精神疾病有潜在帮助。[10, 11] 2012 年，《当代生物学》（*Current Biology*）杂志发表的一项研究表明，经颅直流电刺激甚至可以提高社交技能。[12]

美军深谙这项技术的巨大潜力，多年来一直在密切关注其发展。在美国国防部高级研究计划局的资助下，研究人员为 100 多个美国士兵配备了经颅直流电刺激设备，以观察该设备是否能提高士兵发现隐蔽物体的能力。[13] 实验参与者需要在一个名为《闪点行动》（*DARWARS Ambush*）的虚拟视频游戏中巡逻，寻找可疑目标，拆除隐藏在动物尸体、垃圾桶、箱子、汽车和玩具周围的炸弹装置，消灭隐蔽的敌方狙击手和自杀式袭击者。该研究于 2012 年在《神经影像》（*Neuroimage*）杂志上发表。研究表明，接受低电流经颅直流电刺激的士兵在执行虚拟任务时，识别敌方目标的准确度提高了 14%，接受全电流经颅直流电刺激的士兵则提高了 26%，比前者高 86%。作者认为，由于经颅直流电刺激安全性高且成本低廉，结合神经影像学的经颅直流电刺激很有可能在现实世界中得到应用。

在俄亥俄州代顿市的赖特·帕特森空军基地进行的一系列实验结果证明，经颅直流电刺激可以提高多任务处理能力，对无人机操作员和空勤人员这样的军事人员来说，这一技能至关重要。[14] 科学家在文章中解释了军事人员表现不佳的原因："国防军队有大量的关键信息需要及时进行处理和响应,操作员承受的身心压力是巨大的。"

技术军士布兰登·夏皮罗是该空军基地经颅直流电刺激实验的参与者之一。他承认他一开始感觉有点怪异,但在经颅直流电刺激后进行的第二组测试中,他的注意力更加集中了。[15] 布兰登的采访视频发布在了《飞行员在线杂志》(*Airman Magazine Online*)的网站上,他在视频中说:"我感觉自己像个超人,像 X 战警一样,没准儿将来我会有一些超能力,比如早上醒来发现自己有了新的认知能力。"

在视频中,赖特·帕特森空军基地的无创大脑刺激团队负责人、军方内部经颅直流电刺激首席研究员安迪·麦金利博士说,实验的目的之一是帮助受试者长时间保持注意力集中。目前的实验结果表明,持续 6 个小时的经颅直流电刺激可以明显增强注意力。麦金利博士解释了这一结果的重要性:"如果一个人的注意力提高了,那么其学习能力和记忆力也会有所改善。在训练过程中注意力越集中,大脑的编码和检索能力就越强。"除此之外,测试对象的精力也更加旺盛且不易感到疲劳,即使是在睡眠不足的情况下。

经颅直流电刺激能够提高大脑注意力,是不是可以这样认为:这一技术可拓展到其他领域,在校学生和职场人士也可以利用这一技术提高学习或工作表现?迄今为止,已经有了很多令人印象深刻的实验结论,因此,经颅直流电刺激产品从军用走向日常民用指日可待。除了布雷特及其团队的相关研究,还有一些神经技术公司将目光投向了这一领域,它们致力于生产经颅直流电刺激产品以增强消费者的大脑能力。我十分迫切地想看看它们是如何推动这项技术向前发展的，这将成为我们连接未来的桥梁。

用磁场为大脑增压

电流疗法起源于古代世界，早在 2 000 多年前，古希腊和古罗马的医师希波克拉底、盖伦等人就把能释放出高压电流的电鳐放在人的头皮上来治疗头痛。[16] 德国神经生理学家汉斯·伯格等人最先得出"认知功能是由电脉冲引起的"这一结论。从那以后，研究人员和医生就一直试图通过影响神经元的放电来改变大脑功能。很多人都知道电抽搐治疗（ECT），又称电休克治疗，这是以一定量的电流通过大脑来引起痉挛发作并改变大脑功能的一种疗法，常用于治疗精神问题，尤其是严重的精神疾病，但这种方法具有严重的副作用。诸如经颅直流电刺激和经颅磁刺激之类的新技术能够影响大脑内微妙的电活动，而不会向颅骨发送大量干扰信号。

谢菲尔德皇家哈勒姆郡医院的英国物理学家安东尼·T. 巴克于 1985 年首次发表了经颅磁刺激临床应用的文章。[17] 巴克和他的同事将两个无线电设备相互堆叠，连上线圈，然后放在志愿者的头皮上。接通电源后，该设备会向志愿者的大脑运动皮层发射无痛电磁脉冲，刺激大脑电活动，同时引发手部特定区域的抽搐。这一实验为变革性医学疗法的未来发展奠定了基础。巴克也凭借他在经颅磁刺激领域的开拓性成就而荣获 2016 年首届国际脑刺激奖。[18]

大多数经颅直流电刺激疗法现在仍处于初始研究阶段，而经颅磁刺激已经成为该领域的主流疗法，目前已经积累了大量可靠证据并获得了美国食品药品监督管理局的批准。事实证明，古罗马和古希腊的医师用电鳐治疗头痛的做法不无道理。一项针对183名慢性头痛患者的实验结果表明，重复性经颅磁刺激可以减轻头痛。目前，包括约翰斯·霍普金斯医院在内的世界领先研究型医院的医生已经普遍将其用于临床治疗。[19] 对用传统药物治疗疗效不佳的抑郁症患者来说，电磁脉冲刺激已成为备选方法。自2010年以来，美国精神病学协会一直在推荐经颅磁刺激疗法作为二线治疗方法。[20] 2017年，美国国家抑郁中心网络的重复性经颅磁刺激工作组将17位专家聚集到一起，回顾了118项相关研究，为重症抑郁的重复性经颅磁刺激临床治疗方法创建了技术指南，并分享了有关经验，一些具有里程碑意义的结论于2018年发表在《临床精神病学杂志》（*Journal of Clinical Psychiatry*）上。[21] 其中一篇论文的作者肖恩·麦克林托克博士这样说道："这些实验结果为医疗团队进行重复性经颅磁刺激抗抑郁的临床实践奠定了坚实的理论基础。"[22] 如果你患有抑郁症，服用左洛复、安非他酮或来士普（均为传统抗抑郁药物）等药物都没什么效果，那么医生可能会建议你进行重复性经颅磁刺激疗法。

我很幸运地认识了一些大脑刺激领域的杰出专家，毫不夸张地说，在我卖掉第一家公司后，他们给了我很大启发，使我想好了自己今后要做什么。艾伦·斯奈德博士就是其中之一。从侧面来看，他戴着圆形的线框眼镜，棒球帽下露出一团不规则的银色卷发，看上去像是个疯狂的科学家（事实也的确如此）。他拥有20多年的大脑刺激领域研究经验，同时还担任悉尼大学和澳大利亚国立大学大脑研究中心主任。艾伦认为，我们所有人的大脑都藏有巨大潜能，而神经刺激是将其激活的关键，那些曾经患有大脑颞叶皮层损伤、额颞痴呆或中风，但后来突然表现出超常数学、艺术或音乐天分的人，就是最好的例子。美国中年男子杰森·帕吉特曾是一个游手好闲、爱泡吧的辍学生，10多年前在一次抢劫中脑部遭受重击，醒来后他突然展现出惊人的数学天赋。在其回忆录《被天才敲打过的大脑》(*Struck by Genius*)中，杰森说道，那次暴力袭击让他突然开始沉迷于数学和物理，并彻底改变了他看待世界的方式。[23] 无论是树叶还是从水龙头里流出的水滴，在杰森看来都是复杂的几何图形。他能徒手画出分形图，创作出令人叹为观止的艺术作品。然而在脑部遭受重击之前，他从未显示出任何艺术天分。

杰森的经历激发了艾伦发掘大脑潜能的兴趣——当然，是那些没有遭受过重击的大脑。在一篇发表在《皇家学会哲学汇刊·B 辑》(*Philosophical Transactions of the Royal Society B*) 上的论文中，艾伦提出了这样一个假设："在知识被打包成清晰完整的概念之前，只有高智商的人能处理那些无意义、低层次、未被处理过的信息。由于无法抑制大脑自上而下的作用，他们可以利用大脑中所有已存在的信息，但这些信息通常超出了一般人的认知范围。"[24] 多年来，他一直在使用突破性技术进行前沿研究，力求使普通人也可以拥有访问大脑所有原始数据的"特权"。通常来说，需要用电流刺激大脑，以关闭某些抑制人们细节观察能力的脑区域活动，从而有利于快速产生概念。概念的快速分配是一项重要的生存认知技能，可以让我们过滤掉无关紧要的信息，但也会使我们更难看到构成整体的每个部分。比如，当我们看到一只老虎时，大脑会迅速产生"老虎"的概念，这是个危险信号，我们会马上逃跑。这一概念的产生十分迅速，我们不需要等到看清老虎的花纹或形态后再做出反应。

我跟艾伦聊了几个小时，听他讲述他对研究高智商大脑的痴迷。一天他告诉我，他在奥利弗·萨克斯的作品中找到了灵感。奥利弗·萨克斯是一位神经病学家和畅销书作家，也是艾伦所在大脑研究中心的研究员。萨克斯在《错把妻子当帽子的人》（*The Man Who Mistook His Wife for a Hat*）中描述了一对自闭症双胞胎惊人的数学天赋。尽管他们的智商只有 60，连最基本的加减乘除都不会，但他们却能准确地猜测掉在地上的火柴棍的数量。[25] 2006 年，艾伦和大脑研究中心的研究人员决定探究一下普通人是否也能拥有这种类似于"天才"的数学技能。他们招募了 12 名参与者，用低频重复性经颅磁刺激抑制他们左前颞叶的活动。该区域的大脑活动和字母、数字、著名历史人物的名字等语义记忆（对世界的认识）有关。然后，研究人员在屏幕上向参与者随机展示了各种元素的集合，让他们猜测有多少种元素。12 名参与者在接受重复性经颅磁刺激后立即进行了测试，其中 10 名参与者的准确度明显提高。随着电磁脉冲逐渐减弱，这 10 名参与者中有 8 名的准确度有所下降。根据艾伦发表在《知觉》（*Perception*）杂志上的研究，在无干预的条件下，这种情况发生的概率不到千分之一。[26]

"大脑刺激或大脑抑制对某些人可能比对其他人更有效。"艾伦说。其中的影响因素有很多，比如脑沟（大脑皮层中较深的褶皱）的方向、髓鞘形成（髓鞘是包围在突触周围能够加快信号传导速度的脂肪组织）的数量等。此外，重复性经颅磁刺激的电脉冲必须先穿过头发、头骨、脑脊液和脑膜，最后才能到达大脑，这使其难以传递到准确的位置，而这恰恰是抑制特定功能区并保证其他部分不受影响的必要条件。

艾伦相信每个人都具有潜在的超人天赋，只是这种天赋一般处于"休眠"状态。这激发了他发明"创造力帽子"以释放这些天赋的欲望。在设计这种帽子的过程中，他把重复性经颅磁刺激换成了经颅直流电刺激，因为经颅直流电刺激便于微型化，更适合安装进帽子里，便于消费者使用，只需要让 1.5 毫安的电流通过大脑即可。艾伦把自己当成"小白鼠"，进行了多次测试。艾伦表示，他会感觉头皮上有一种轻微刺痛。2012 年，艾伦的研究发表在《神经科学快报》（*Neuroscience Letters*）上，22 名参与研究的人戴着艾伦的"创造力帽子"破解著名的"9 点谜题"[27]：将 9 个点排列成 3 乘 3 的正方形，挑战者需要画 4 条直线一次性将 9 个点连起来。艾伦称，全世界只有不到 5% 的人可以解出这一难题。

他将参与者分为两组，每人有 9 分钟的时间，每段时间 3 分钟，共 3 个时间段。第一组参与者的"创造力帽子"在第二个时间段内是打开的，而第二组的帽子则全程关闭。在第一个 3 分钟内，没人能解开谜题，但在第二个 3 分钟内或过后不久，第一组的 11 名参与者中有 5 名（超过 45%）得出了答案，而第二组则全军覆没。

这一结果令艾伦对提高大脑创造力和解决问题的能力信心倍增。"提高创造力的方法不是激发某个区域的大脑功能，而是关闭某个区域的大脑功能，这是多么令人激动的结果！"他在纪录片《无意识的大脑：潜意识的魔力》（*Automatic Brain：The Magic of the Unconscious*

Mind）中说道。[28] 尽管他在实验室中的发现令人振奋，但这一激发消费者创造力并释放艺术和数学天赋的帽子至今仍未能进入大众市场。不过，随着神经技术领域杰出科学家的不懈努力，这一天将很快到来。如果"创造力帽子"如艾伦喜欢戴的棒球帽一般美观方便，那就更完美了。

治愈之声：医疗惊悚小说

约翰·格里森姆说，2016年的那本短篇小说是他"所有作品中最重要的一部"。约翰的每一本书都可以称为法律惊悚小说中的经典，这些读来令人头皮发麻的作品主导这一领域长达30年之久，40部作品的发行总量超过了3亿册。他说，人们可以在亚马逊及其个人网站上免费阅读这部短篇小说，该小说比1991年霸占《纽约时报》畅销书排行榜近一年之久并被翻拍成电影的《糖衣陷阱》（*The Firm*）还要成功。比《塘鹅暗杀令》（*The Pelican Brief*）和《致命内幕》（*The Client*）还要成功，后两本书同样荣登过《纽约时报》畅销书榜首，并被翻拍成电影。但是，你可能从未听说过这一本——《肿瘤》（*The Tumor*）。严格来说，《肿瘤》并非法律恐怖小说，而是一个关于医疗技术如何通过声音来治愈疾病的虚构故事。在飞往越南的航班上，我仔细阅读了这本书，对书中所描述的治愈疾病的方式感到无比惊讶。

该书的主人公名叫保罗，35岁，身体健康，是一名银行家。有一天他被诊断出大脑右额叶内长了一颗鸡蛋大小的肿瘤。[29] 医生的建议与现代医学的常规治疗方法别无二致——手术切除。保罗接受了医生的建议。医生先在他的头骨上钻了一个孔，用电锯将一部分骨头切除，然后尽力将所有肿瘤组织吸出来，同时不损坏周围的大脑组织。术后，医生对肿瘤进行了化验。结果证实，保罗得的是胶质母细胞瘤，这是一种致命的大脑癌细胞，即使接受治疗，患者通常也会在 15 个月内死亡。在美国，每年有两万多名胶质母细胞瘤患者，而保罗不幸成为其中之一。[30] 为了尽可能延长生命并陪伴家人，保罗接受了数月的化疗、放疗和手术，费用高达数十万美元。几个月来，保罗的大部分时间都在痛苦中度过，身体也日渐虚弱……

时间快进到未来的 2025 年，在这个时空中，保罗同样被诊断出患有这种致命肿瘤，而这次，他选择了一种被称为聚焦超声波的无创疗法。这种治疗手段不需要在头骨上钻孔，不需要用电锯，不需要将肿瘤吸出，患者也无须住院，医生只需将多个超声波光束以极高的精度聚焦在大脑深处的肿瘤上，就能保证不会破坏周围的正常组织。其原理类似于用放大镜将光束聚集在树叶的一个点上，烧出一个小孔。单独的一束光穿过大脑组织时，没有任何作用，必须将多束光聚集在一起，才能破坏癌细胞。这一技术还可以借助纳米粒子将化学药物送达病灶。在运送过程中，纳米粒子会把药物包裹起来，阻止其发挥作用，直到超声波将其释放到病灶。这种方法可以使药物有针对性地作用于肿瘤，避免对身体其他部位产生影响。聚焦超声波疗法把保罗从死亡线上拉了回来，将这一致命癌症变成了一种没那么凶险的慢性疾病。保罗不仅活了下来，而且没有动大型的开颅手术，也避免了术后化疗和放疗的副作用，且花销大大减少了。

这听起来有点像科幻故事？非也。这项技术如今已经可供临床使用，并治愈了全球约 20 万名患者。金伯利·斯普利特就是其中之一。44 岁时，金伯利发现自己的身体出现了一些奇怪的变化，左脚趾逐渐蜷曲，左手手指发麻。最终，她被诊断出患有帕金森病，并出现了运动障碍，身体总是不由自主地颤抖。金伯利曾是一名自行车手。"无论这一天过得有多糟糕，我只要骑上自行车出去兜兜风，郁闷的心情就会一扫而光，我感到无比自由。"[31] 但如今总是剧烈颤抖的双腿使她再也无法骑着心爱的自行车出去兜风了，甚至连正常走路都成了奢望。

医生给她开了左旋多巴以缓解症状，但这一药物带来了一系列副作用，比如口干、腹泻、健忘、思维混乱。[32] 治疗帕金森病的药物甚至会造成一些不良的心理行为，包括病态赌博、性欲亢进以及强迫进食和购物等。[33] 在一项研究中，两名没有赌博史的患者在接受药物治疗后开始病态赌博，一口气输掉了 6 万美元。[34] 在朋友的婚礼上，原本活泼的金伯利变得沉默寡言，父亲想跟她跳个舞，可是她的脚和后背抽搐得厉害，根本无法从椅子上站起来。那一刻，金伯利觉得自己跌入了人生的谷底。虽然不是自己的婚礼，但她想到了传统的父女婚礼舞蹈，她说："与父亲一起跳舞是每个小女孩的梦想，但我再也不能实现这个梦想了。"

后来，医生建议她参与聚焦超声波的研究，她将成为美国最早使用这种技术来治疗运动障碍的人之一。该技术用超声波在大脑的苍白球或丘脑下核深处造成热损伤，从而阻止造成运动障碍的异常放电过程。在了解了整个实验过程并与其他治疗方法（包括损伤性更大的深部脑刺激等）进行比较之后，金伯利决定继续参与实验。

2015 年的一天，超声波实验即将开始，金伯利坐立不安。在此之前她必须停止服药，这意味着她的抽搐会变得非常严重以致她无法走路，不得不坐轮椅去医院。[35] 她将短发剃光，机器像虎钳一样牢牢夹住她的头，以保证不会发生任何移动。她能真切地感觉到头部的压力在不断增大。然后，她慢慢进入核磁共振成像仪中，接受了 14 次超声波照射。

超声波穿透其头骨，集中在基底核（大脑中控制肢体运动的区域）的脑细胞上，整个过程长达 4 个小时，没有麻醉，金伯利一直保持清醒。超声波的照射会让她感到突如其来的热量，但并没有痛感。不仅如此，她觉得抽搐症状在逐渐缓解。每次金伯利经超声波照射后，研究人员都会将她移出核磁共振成像仪，对她进行神经学检查。

当金伯利最后一次从机器中出来时，护士们准备将她推到康复区，但实验负责人却让护士退到一边，对金伯利说："你不用躺在病床上，起来，你可以走路了。"医生扶着她站了起来，她很高兴地发现自己确实可以慢慢走到康复室了，不用再像过去几年那样拖着脚步一步一步挪动，而是可以大步走过去。"这简直太神奇了。"金伯利说。短短几周后，金伯利又可以重新骑车了，甚至还能以每小时5 000 米的速度慢跑（注意是跑，不是走），这标志着帕金森病研究的一大进步。

经过 10 周聚焦超声波治疗之后，充满活力的金伯利重新回到了人们的视线中，她还在弗吉尼亚州夏洛茨维尔的 TEDx 活动上与观众分享自己的故事。与她一起上台的还有聚焦超声波基金会的创始人和主席约翰·格里森姆及尼尔·卡瑟尔博士，该组织致力于将聚焦超声波从研究领域带入临床治疗。神经外科医生尼尔曾致力于伽马刀的推广，因此，他深知引入一项新技术是一个多么漫长的过程，需要付出多么巨大的努力。

1977年，尼尔曾前往瑞典的卡洛林斯卡研究所，在那里，他发现了一项突破性技术，该技术可以不用手术刀进行脑外科手术，当时仅此一例。研究所的外科医生用伽马刀发射201束精确聚焦的射线，杀死了脑肿瘤中的癌细胞，控制了非恶性肿瘤，治愈了大脑的血管和功能障碍。[36] 在目睹这一过程后，尼尔决定将这种技术引入美国的脑外科手术体系。但这一过程非常缓慢，他花了10年多的时间才将其引入其所在的弗吉尼亚大学。以前治疗脑部疾病通常需要大型手术，而伽马刀技术不仅无创，而且疗效更好。尼尔认为，伽马刀的未来发展潜力一定是巨大的。但是，与聚焦超声波相比，伽马刀就"相形见绌"了。

2017年，我在迪拜参加世界经济论坛全球未来理事会年会时第一次见到尼尔，听他讲述了他的发现。尼尔满头白发，戴着眼镜，举止沉稳，这样的外貌特征足以让人很放心地把脑袋交给他进行手术操作。我听过许多医生在演讲中吹捧其新技术，对所有专业技术细节侃侃而谈，完全不顾观众的接受度。但尼尔不一样，他言谈幽默，善于将专业用语转化成普通人也听得懂的通俗语言，因此，我和理事会其他成员对其印象深刻。

他在演讲中说道，自己的灵感可以追溯到2005年的一天。当时，他在给动脉瘤破裂的患者进行手术，因为没有神经麻醉专家在场，所以由另一位心脏麻醉师与他合作。手术开始前，麻醉师说他会用微泡和超声波来测量患者心肌中的血流，并建议尼尔也用同样的方法测量大脑中的血流。尼尔采纳并听从了他的建议，开始实施手术。

手术结束后，他在从医院开车回家的路上突然灵机一动："说不定用超声波配合微泡或只用超声波，也可以治好原本无法治疗的脑瘤患者。"对一个自1962年以来一直从事神经外科研究的外科医生来说，这简直是一个顿悟时刻。他心想：如果这个想法管用，我说不定可以获得诺贝尔奖呢。"我赶紧回家，上网搜索，发现这果然是一项诺贝尔奖成果，已经有人提出来了。"虽然尼尔不是首创者，但他对这项技术的可能性感到无比振奋。

这种感觉他似曾相识，没错，第一次听说伽马刀时，他也是这么兴奋。"区别在于，聚焦超声波的重要性比伽马刀至少高一个量级，甚至两个量级，我真的非常兴奋。"[37]尼尔说，"这一技术将改变行业规则，彻底颠覆传统的手术、放射疗法和药物疗法。"迄今为止，研究人员已经确定了聚焦超声波应用于人体组织的18种方法，并将其与伽马刀仅有的一种辐射方法进行了比较。例如，医生可以用聚焦超声波破坏人体组织，激发人体对肿瘤的免疫反应，或传输高浓度药物。聚焦超声波的多功能性大大拓展了其应用范围，使其可以治疗多种疾病。10年前，医学界仅确定了三种聚焦超声波可以治疗的疾病，而现在已经有了100多种。在大脑疾病领域，它可以治疗帕金森病（如金伯利）[38]、大脑肿瘤（如格里森姆书中的主人公保罗）、阿尔茨海默病、癫痫、原发性震颤、强迫症等精神疾病，以及抑郁症。

加拿大研究人员指出，核磁共振成像聚焦超声波可用于临时打开阿尔茨海默病患者的血脑屏障（BBB），这是一个突破性发现。其文章是同类研究中的第一篇同行评议报告，于 2018 年发表在《自然通讯》(*Nature Communications*) 杂志中，并在芝加哥的阿尔茨海默病协会国际会议上被报道。[39] 正如尼尔所说，能够安全地多次打开患者的血脑屏障"真的非常令人兴奋"。大脑中的毛细血管具有其独特性，可防止血液中的毒素和传染因子渗透到大脑中并损害神经元和突触。但是，血脑屏障也会阻碍许多抗疾病药物进入大脑并发挥作用。临时打开血脑屏障可以将药物安全地送到原本闭塞的大脑中，对患有老年痴呆症和许多其他疾病的人来说，这意味着治愈的希望。尼尔补充说："用这种方法不仅可以把药物送到大脑中，还有可能输入干细胞。"要知道，通过聚焦超声波将干细胞注入大脑，目前还只是科幻小说里的情节。尼尔提醒我说，这项技术尚处于初期阶段，"在很大程度上只是一种未来式的设想"。

到目前为止，有关聚焦超声波的 100 多项应用中，只有 5 项获得了美国食品药品监督管理局批准，用于治疗原发性震颤、骨转移癌、子宫肌瘤、良性前列腺增生和前列腺癌。现在，医疗保险制度已经将原发性震颤的治疗纳入其中，一些商业保险也涵盖了这种疾病的治疗费用。尼尔说，这项技术正处于一个转折点，人们越来越意识到聚焦超声波的重要性，这项技术将广泛应用于患者的临床治疗。

约翰·格里森姆也在为其做着贡献。"约翰是我的邻居，也是朋友。"尼尔说。他还向我讲述了他是如何说服这位小镇律师兼悬疑作家加入基金会并成为董事会成员的。或许尼尔的热情和说服力就体现在这一点上。"加入董事会几年后，有一次我们开董事会会议时，他一直在纸上乱写乱画，"尼尔说，"我们以为他对基金会的工作失去了兴趣，实际上，他那时就在起草《肿瘤》的大纲了，这完全是他的主意。"

格里森姆想用其写作才能让更多人了解聚焦超声波的无限潜能。"到目前为止，我还没有发现任何一个活动或项目能像聚焦超声波那样关系到那么多生命。不仅关系到那么多生命，它甚至可以拯救那些生命，"格里森姆说，"这项技术是革命性的，但我们面临的挑战是如何实现这一设想。"

为什么新技术的批准需要这么长时间？尼尔对此感到非常遗憾。他说这是没办法的事，20世纪50年代发明的伽马刀直到90年代中期才真正流行。从实验室的仪器一步步演变为标准的医学设备，中间的过程非常复杂，尼尔将其戏称为"像是生态系统的进化过程，有些事项是必需的，我们无法改变"。除此之外，还存在很多其他障碍，比如：医生和患者对其缺乏了解，需要提供设备有效性和安全性的科学证据，以及应用新技术所需的高额费用，等等。尼尔表示，在医疗界，引进一项新技术耗时久、程序复杂，这是众所周知的。他还指出，不同医学团体之间存在恶性的地盘争夺战，因为新技术会彻底改变转诊模式以及他们习以为常的临床实践。对神经外科医生而言，这就好比让他们再也不用做外科手术，都去玩视频游戏就可以了。"如果像我一样接受过显微外科医生或开放式外科医生的培训，那么你会觉得没有什么能比在大脑上进行手术更令人有满足感的了。"话虽如此，但他补充说，"新的无创技术副作用更少，对患者来说疗效更佳，这为外科医生带来了另一种满足感，毕竟，帮助患者是大多数医生选择这个职业的初衷。"但是，即使医生主观上认同了这一技术，美国食品药品监督管理局的审批程序仍然非常烦琐，技术创新者还需要说服保险公司更新其报销程序。

是什么让尼尔对推广聚焦超声波技术有这么大的热情和动力呢？"我们每向前迈出一步，就意味着有无数人的生命将得以拯救，他们不用再饱受残疾和病痛的折磨，"他说，"既能促进疗效，还可以降低成本，聚焦超声波是为数不多的可以满足这两项标准的技术之一。"

在开发和推广神经技术这条道路上，尼尔不是独自一人在战斗。下一章将向你介绍那些为了加快技术推广自己充当"小白鼠"的技术创新者。

第四章

我是机器人：

脑控仿生学

•

瘫痪后不到 4 年，著名的盲人耐力赛车手马克·波洛克来到加州大学洛杉矶分校的实验室，研究人员给他安装了一个机器人外骨骼，贴在后背上的电极会发射电脉冲刺激其脊髓。他向前迈出了一步，又一步，然后继续向前走了几百步……他可以走路了！"我觉得我的腿终于活过来了！"他激动不已。[1]

这意味着马克的人生翻开了崭新的一页，也标志着仿生学研究的巨大飞跃。可以说，马克是科幻电影《无敌金刚》（*Six Million Dollar Man*）的现实版本。没错，机器使马克的身体机能得到了增强，但他仍然是人类，这毫无疑问。这一案例表明，在脑机革命时代，大脑与机器之间建立共生关系已经从不可能变成了可能。一直以来，人类试图将技术与大脑结合，以修复受损的人体。

本章探讨了科学家们在这一领域的不懈追求。治疗瘫痪基本都会涉及神经技术，无论是个人层面（如马克·波洛克）还是政府机构（如美国国防部高级研究计划局），都在努力加快仿生产品的开发。

戴着假肢走路

　　马克·波洛克的故事令人振奋，但直到我与他一起参加在北京举办的世界经济论坛 2014 年全球青年领袖大会"大脑健康与康复"研讨会时，我才意识到他的故事是那么不同寻常。会议期间，我们在"长城脚下的公社"这个由 12 名亚洲杰出建筑师设计的当代建筑艺术品精美绝伦的围墙里分享各自的故事、见解和经验。

　　尽管马克双目失明，但他惊人的探险故事、致使其瘫痪的意外事故以及治愈瘫痪的决心深深吸引了我，也打动了在场的每一位观众。他将乐观积极的精神传递给了每个人。我想，如果世界上有哪个人说出脊髓损伤患者也可以再次站立行走的话，并且可以让大家信服，那么这个人非马克莫属。我想深入了解一下他的故事，我相信这对今后瘫痪患者的治疗具有很强的启发意义。

　　在加州大学洛杉矶分校的实验室里，马克戴着仿生机械假肢进行练习，这一过程之艰难常人难以想象。3 岁时，这个顽皮捣蛋的爱尔兰小伙子被诊断出高度近视；5 岁时，其右眼视网膜脱落，从那时起，左眼成了他探索世界的唯一窗户，这扇窗也始终干净明亮。马克是一位出色的运动员，在都柏林圣三一学院读书时曾在赛艇运动中获奖，梦想有一天能在世界锦标赛上代表爱尔兰争夺荣誉。

　　1998 年，当马克快要取得商务研究和经济学学位时，他发现自己的左眼视线也开始变得模糊。经检查，他的另一个视网膜也脱落了。医生曾尝试恢复其视力，但为时已晚。22岁的马克意识到，自己今后再也看不见了，他能目睹的人生竟如此短暂。在漆黑一片的世界中，他一直问自己：如果自己不能再做一名运动员，那么他还是他吗？在其回忆录《让一切成为可能》（*Making It Happen*）中，马克写道："想到以后自己成了'残障人士'，那是一种难以言说的恐惧和绝望，我的人生彻底完了，我不再是以前的我了。我是谁？我自己也不知道。"[2]

马克开始重新学习走路、用电脑、看手表，试图重新定义自己的身份。他回到学校，读完了硕士学位，开办了自己的公司，但他仍然渴望从体育运动中获得成就感。在那之前，他一直为不能重回赛场寻找借口：赛场上的规则众所周知，盲人怎么可能跟健全人一起比赛呢？但他越来越发现，生活中只有两种人——只会找借口的人和努力克服困难的人。他决定成为后者，努力让不可能变成可能。

几年后，他重回赛场，与前大学队友一起比赛，由队友担任向导，两人在英联邦运动会上获得了银牌和铜牌。赛场上激烈的竞争氛围让马克忘记了自己眼睛看不见这一局限性，他开始与朋友一起训练，打算参加戈壁长征耐力赛。赛程总长155英里，在蒙古戈壁中进行，此前马克从未参加过马拉松比赛。他能成功吗？没错，经过不懈努力，马克冲过了终点线。后来，马克曾多次在演讲中用自己的冒险经历鼓舞观众。只要他认为自己有能力参与挑战，他就会勇敢接受挑战，为团队做贡献。他曾去过北极，在皑皑白雪中跌倒了十几次；他是世界上第一个完成最高海拔和最低海拔马拉松赛程——丹增·希拉里珠峰马拉松和约旦死海马拉松——的盲人。

丧失视力的第 10 个年头，他踏上了迄今为止最危险的探索之旅——阿蒙森奥米伽 3 南极竞赛。其灵感来自 1911 年挪威冒险家罗尔德·阿蒙森与英国探险家罗伯特·法尔康·斯科特之间那场史诗级的比赛。（二人同时分两路出发，竞争第一个到达南极的荣誉。阿蒙森胜利了，而斯科特不幸在途中去世。）在长达 43 天的时间里，马克及其团队遭受了狂风、低温等种种对身体的极限考验，他们拉着重达 200 磅的雪橇在野外徒步 600 英里，终于到达了南极点，将旗子插在了终点线上，这标志着这位冒险赛车手人生的另一个高峰。马克找到了自己新的定位，生活也变得美好。

后来，不幸的事情再次发生。2010 年在他结婚前一个月，他从三楼的窗户摔了下去，头骨和背部骨折。对于那晚发生的事，他的记忆支离破碎，他只记得有人告诉他不要动，有人扶了扶他的后脑勺。到医院后，医生的话给了他毁灭性的打击——他背部骨折，骨头刺穿了脊髓，腰部以下全部瘫痪。

对于一个成天锻炼肌肉，试图将身体塑造得像钢铁一般强壮的运动员来说，肌肉中复杂的神经系统超乎其想象。医生向他介绍了一些基础的常识：大脑和脊髓共同构成了中枢神经系统，脊髓周围包裹有保护性骨骼结构——椎骨，里面充满了神经束和脑脊液，后者起缓冲作用。

脊髓在大脑和周围的神经系统之间进行双向信息传导，连接大脑与四肢、皮肤以及身体其余器官的所有神经。感觉神经元从外部环境中获取信息，发送到脊髓上，然后传递给大脑进行处理。运动神经元从大脑中获取信息，沿着脊髓将其传递至人体的肌肉纤维以控制人体运动。

脊髓损伤，相当于四肢与大脑之间的神经信息通道被破坏了，大脑从此失去对身体的控制能力。全世界每年遭遇脊髓损伤的有 25 万~50 万人，[3] 而马克不幸成了其中之一。现在，美国有 150 万这样的残疾人。[4]

"脊髓损伤对人体来说是毁灭性的。"马克在 2018 年的 TED 演讲中说道，"我不能站立、行走、跑步，只能坐在轮椅上。"[5] 当时，他的未婚妻、人权律师西蒙妮·乔治也在场。马克的医生将他送到了一个康复中心，在那里，他日复一日地练习最基本的动作，比如从轮椅上起来和坐下，学习如何依靠工具生活。"在医院里，医生一直劝说我接受这一现实，我余生都将在轮椅上度过。我知道他们为什么这样说。作为残疾人，我必须习惯使用轮椅，它将伴随我一生。我还应该找一份工作，保持人际关系，并做好人生从此一成不变的准备。但我需要继续活下去的希望，不然这一切努力还有什么用呢？"

有一天，当他在医院接受治疗时，有人给了他一本书，他在书中发现了这样的希望。诺尔曼·道伊奇在《重塑大脑，重塑人生》（*The Brain That Changes Itself*）中首次介绍了神经可塑性这一概念，即大脑可以自我修复、重新布线。马克很想知道这一科学原理是否能扩展到其他神经系统，比如：脊髓能否自我修复、重新布线、重新学习向大脑发送信息或从大脑中获取信息？抱着这一希望，他听从医生的建议，努力练习使用轮椅。他的内心始终有一个声音：一定要保持身体健康，也许有一天自己会痊愈。"即使不能痊愈，说不定将来会有新科技、新发明，我也可以参与其中。"马克说。

果然，这一天很快到来了。2012 年，马克飞抵美国康复机器人公司埃克索仿生公司（Ekso Bionics）的旧金山总部，尝试穿着该公司研发的仿生机械外骨骼练习走路。这种器械的外观类似一个人的骨架，如同来自好莱坞的科幻电影。训练师帮马克穿好外骨骼，将其双腿和双脚固定在设备中。外骨骼的电动机绑在使用者的腰部和胸部，由一根电缆与背部的支撑杆相连，通电后关节处便可以旋转，以此提供外力，帮助使用者站立、行走。在外骨骼衣的帮助下，马克从轮椅上站了起来，并能自己保持站姿了。自瘫痪以来，这是他第一次平视他人，并且比父亲还要高。"发生意外后，我要么躺着，要么坐着，如今我能站起来了，即使站着不动，我也觉得非常兴奋。"马克回忆道。

能够站立之后，训练师按了个按钮，马克按照提示将身体重心移到一侧，外骨骼装置便向臀部弯曲，抬起膝盖和脚，然后向前迈了一步，这是马克的第一步！身穿机械衣的马克感觉自己有点像《钢铁侠》（Iron Man）里的托尼·史塔克。这小小的胜利让马克看到了治愈的希望。

马克成了世界上第一个在医院或研究机构外拥有机械外骨骼的人。回到爱尔兰后，他开始定期用该设备进行训练，并完成了和西蒙妮诸多合作中的第一次合作——把旧金山的工程师与加州大学洛杉矶分校的雷吉·埃格顿博士联系到了一起。埃格顿多年从事神经刺激研究，试图激活瘫痪者的脊髓。作为加州大学洛杉矶分校埃格顿神经肌肉研究实验室的负责人，他进行了一项研究，在为四名脊髓损伤患者植入电极并通电后，患者便能自主实现腿部的运动——屈髋、弯曲膝盖、扭动脚趾等。[6] 埃格顿希望发明一种在皮肤上放置电极的无创治疗方案——他称之为经皮实现运动控制（transcutaneous enabling motor control），同时服用神经调节药物，再结合机械外骨骼进行恢复训练。埃格顿和埃克索仿生公司两个团队各自专注于自己的实验，虽然对彼此的研究略知一二，但从未有过合作。而这项艰巨的任务就落到了马克和西蒙妮的身上。

介绍两个团队成员互相认识之后，这对夫妇前往加州大学洛杉矶分校了解埃格顿的研究，看看神经刺激结合传统药物能否让马克具备"自主"运动的能力。研究人员在马克背部感官消失处的下方放置了一个电极，在没有任何感觉的脊椎底部放置了另一个电极。启动装置后，马克能感觉到细微的电脉冲。"就像锤子敲打在你的背上一样。"马克回忆说。研究人员为马克穿上了仿生机械外骨骼，将"最大助力"切换为"可变助力"（智能调节所提供的力量），并让他沿着走廊向前走。当外骨骼帮助马克前进时，他可以感觉到肌肉和皮肤的刺痛，相比在埃克索仿生公司参与的实验，这次他的下半身承担了更多的力量。[7] 马克在一定程度上可以自主移动他的腿了！

生物反馈技术证实了这一点。在没有电极刺激的情况下，当马克身穿机械外骨骼行走时，心率为每分钟 110 次；开启电极后，其心跳骤升至每分钟 150~160 次，并且出的汗也更多。但其大脑是否参与了这一过程呢？对科学家来说，瘫痪者的大脑命令与肌肉收缩之间的联系仍然是个谜。马克说："虽然我想收缩左腿，但实际上真正受控制的是哪条腿，我也不知道。"像马克这样重新练习走路的人，是应该将大脑注意力尽可能集中在运动上，还是根本不要去用脑子，科学家还未得出答案。马克想到了那些佩戴生物监测器以实时获取身体数据的运动员，比如：跑步运动员有心跳监测仪和时间距离跟踪器，自行车运动员也能很容易得知自己的蹬车节奏、速度等。"我也需要这些东西来实时获取肌肉的运动状态，这样我才能知道当大脑下达指令时，我到底是在收缩左腿还是右腿，"马克说，"但有些实用设备目前还没有问世。"因此，技术创新者和发明家的工作就显得尤为重要。马克认为，除了虚拟现实和增强现实技术外，还需要使用脑电图进行实时神经生物反馈，以便更好地与机器仿生技术有机结合起来。

治疗竞赛

马克刚瘫痪时躺在医院的病床上，他想："我双目失明，如今又瘫痪在床，以后大概再也不能工作了。"鉴于未来的治疗费用很高，马克的朋友为他发起了一项名为"马克·波洛克信托基金"的募捐活动，帮助马克在今后漫长的岁月里与病魔抗争。有了稳定的资金支持，马克可以重新回到自己热爱的演讲台上了。

毫无疑问，他是个幸运儿。他说："在西欧，70% 的瘫痪者没有工作，即使有工作，也有近一半的人挣扎在贫困线以下。"克里斯托弗和达纳·里夫基金会（Christopher & Dana Reeve Foundation）的数据显示，美国仅有 15.5% 的瘫痪者有工作，而在非残疾人群体中，这一比例高达 63%。该基金会 2013 年的一项研究表明，近 42% 的瘫痪者表示自己无法工作，28% 的瘫痪者家庭年收入不到 15 000 美元，[8] 而脊髓损伤患者的终身治疗费用可高达 500 万美元。[9] 在美国，脊髓损伤每年造成的损失约为 405 亿美元，[10] 经济负担对本已遭受毁灭性打击的患者来说无疑是雪上加霜。

随着这些现实逐渐成为共识，马克的治疗竞赛不再只是个人的竞赛。就像他失明后的做法一样，马克不得不再次为自己创建一个新的身份。他想起了哲学家尼采的一句话："懂得为何而活的人，几乎任何痛苦都可以忍受。"马克在心理学家维克多·弗兰克尔的励志著作《活出意义》（*Man's Search for Meaning*）中读到过这个句子。维克多·弗兰克尔出生于维也纳一个贫穷的犹太家庭，曾被关进纳粹集中营长达数年，但他依靠顽强的意志活了下来。马克用行动践行了这一精神，活出了自己的意义：他没有放弃比赛，同时积极参加锻炼，寻找治愈瘫痪的方法。

有鉴于此，马克转移了自己的工作重心，通过寻找创新科学家、医生、技术人员和基金会来探索技术与人的关系。他结识了该领域很多最杰出的创新者，包括专攻神经桥接术（nerve bridging）的医生。这项技术通过神经移植和搭桥的方法绕开脊髓损伤部位，同时移植干细胞以增强再生功能，类似于心脏搭桥手术，绕过动脉阻塞部位使患者的血液能够顺畅流动。2014 年,《脊髓医学杂志》（*Journal of Spinal Cord Medicine*）上的一项针对 4 名青少年瘫痪患者的研究表明，神经桥接可以改善髋、腿、脚踝和脚趾的运动能力，但尚不足以使这些部位实现自主运动。[11] 马克还认识了光遗传学技术的发明者——我的朋友、麻省理工学院的埃德·博伊登，以及斯坦福大学神经科学家卡尔·迪斯罗斯。这是一种使用光敏蛋白来操控神经元的技术。[12] 2010年，《科学》杂志将光遗传学称为"过去10年间的技术突破"。[13] 该技术刚问世不久，对于如何治疗脊髓损伤尚缺乏相关研究。然而，2015年《亚洲脊椎期刊》（*Asian Spine Journal*）的研究表明，早期动物实验发现，光遗传学可以使麻痹后的肌肉恢复功能。[14] 马克还联系到一些慈善机构，包括克里斯托弗和达纳·里夫基金会，目前他和西蒙妮担任其董事会成员。

马克说，在联系各方人员的过程中，他发现了一些明显阻碍治疗进程的因素。比如，科学家在核心研究活动中投入的时间不到20%，他们大部分时间都用于筹集资金、履行行政职责、进行教学和参加会议等。此外，这些科学家、发明家和慈善组织通常是相互孤立的，没有一个强大的平台将其联合起来并形成合力。因此，马克决定成为他们之间的桥梁，促使不同科学团队进行合作。他率先在世界经济论坛发起了一项倡议，鼓励将科技创业与资本和专业知识相结合。马克还协助成立了一个500万美元的风险慈善基金，与硅谷建立了密切联系。同时，他正在筹建一个跨学科、跨地域、跨组织的专家平台，以促进越来越多的科学合作。马克说："我们正处于人与技术碰撞的十字路口。通过结合生物学、药理学、医疗设备和机器人技术，找到治疗瘫痪的方法只是早晚的问题。"

我曾问马克：你是否认为戴着机械外骨骼行走并接受神经刺激是走向治愈的重要一步，这对你来说意味着什么？他的答案中并没有我所预期的那种激动。对他来说，起点并不重要，重要的是最终能否真正治愈。马克说："每次有所进步时，我都会思考，如何才能将其转化为更大的进步？"他谈到自己南极探险的经历："当我们最终来到南极时，我激动得哭了，但在那之前，筹集到 10 万美元时我没哭，因为有了资金只是个开始，只有到达终点才算成功。这是一场比赛，所以，只有到达南极，实现我们的目标，才值得庆祝。"

战场上的仿生学

在"9·11"事件发生两年后，重症监护医生、神经病学家杰弗里·林被派到阿富汗战场上，参与战地医疗工作，他对此感到非常自豪。在繁忙的战斗支援医院中，随处可见重伤员或因爆炸而失去四肢的士兵。除了伤员自己，战地医生也目睹了一场又一场悲剧的发生。"在重症病房中，我们天天都会看到断手断脚的士兵。"杰弗里说。我和杰弗里是在多年前的世界经济论坛神经技术和脑科学未来理事会上认识的，他讲话直来直去，语速很快："在那种环境里遭受这种重伤，生还的可能性微乎其微，更别说让他们以后能活得好了。"[15]

多年担任战地军医的杰弗里见过太多伤残与死亡，这些记忆深深印在了他的脑海中。有的病人装了假肢，但用杰弗里的话来说，那是一种像钩子一样"很丑陋"且不实用的模型。他认为，这些从 2001 年以来就失去手、胳膊、脚或腿的 1 650 多名美军士兵应该获得更好的医疗待遇。[16]一个失去手臂的人不仅要面对肢体残缺的痛苦，还意味着他丧失了一些基本技能，如挥动高尔夫球杆、洗头、牵孩子的手等。

杰弗里退役后回到美国，开始致力于帮助残疾人恢复身体机能。他受邀加入了美国国防部高级研究计划局的"疯狂科学家"团队，很多世界级高科技——如互联网、苹果智能手机助手 Siri、云计算、GPS 定位、夜视镜、无人机等——都来自这个由五角大楼领导的科学团队。国防部高级研究计划局将全球最优秀、最聪明的科学家、工程师、技术人员聚集在一起进行各种头脑风暴，并给予他们强大的资金支持，旨在将最初的科技概念快速变为现实。

　　此外，国防部高级研究计划局还会在政府监管与审批方面提供支持，简化立项过程，加快审批进程。对于习惯快速看到结果的战地医生杰弗里来说，这是个非常理想的工作。他没有传统科学研究需要的那种"耐心"。在传统的科学研究中，从动物实验过渡到人体实验往往需要 5~10 年的时间。"真是慢得要命！"杰弗里直言不讳。

　　加入国防部高级研究计划局的团队后，他跟随另一位研究员研究脑机接口技术，并发起了一个名为"假肢革命"的项目，开发可以由大脑控制的灵活假肢手臂。为了实现这一目标，杰弗里及其团队不得不全力以赴。"这不是一个理论研究项目，我们做这些努力不是因为这项技术有多牛，而是想真正帮助那些残疾的士兵。"杰弗里说，"如果你的研究与我们的目标一致，那或许我们可以达成合作。如果不一致，即使背后有再厉害的科学家，我也不在乎，这与我无关。"

　　战场上不断有士兵失去手和脚，时间紧迫，不容浪费。首先，研究人员必须定义清楚什么样的假肢是理想的假肢。他们确定了两个关键要素。第一，应用复杂工程技术，使其能胜任各种日常活动，同时应该尽可能做得逼真一点。"这一点不可忽视。"杰弗里说。第二，结合神经科学技术以便患者可以用大脑来控制假肢。在这一方面，杰弗里召集了很多顶尖人才，组成了专家团队来突破技术难关。

简单的操作，猴子也能学会

美国南北战争期间，有 6 万名士兵遭受不同程度的身体残疾，在那之后，假肢技术才开始在美国流行起来。[17] 这一技术需求广泛，在后来的几十年中不断进步。但自第二次世界大战以来，假肢技术开始停滞不前。目前最新的假肢模型是一种配有护带和插座接口的肌电设备，需要依靠患者肌肉发出的电信号进行运动。杰弗里及其团队不想只对现有模型进行简单改造，而是打算超越现有技术，让人造假肢实现想象中的更多功能——就像《星球大战》里卢克·天行者的机械手一样，看起来像普通的手臂，但功能强大。杰弗里给工程师 2 年时间来实现这一目标，给神经科学家团队 4 年时间来探究心理控制功能。起初，他们都觉得这是无稽之谈，一边摇头一边说"你疯了吧""这怎么可能"。但当杰弗里告诉大家该项目获得了国防部高级研究计划局一亿美元的投资时，所有质疑声都消失了。

杰弗里的团队阵容强大，思维车（Segway）的发明人——"当代爱迪生"狄恩·卡门亲自担任技术工程负责人。与此同时，我对大脑控制技术的兴趣越来越浓厚。2018 年的一天，我去拜访杰弗里，想看看他们是如何进行研究的。在设计可以根据大脑命令做出反应的假肢手臂之前，他们需要先理解并阐释大脑内部的电子信号。"我们必须将大脑解码，"杰弗里说，"幸运的是，此前，我在军队中认识了很多优秀的密码破解员。"他招募了一些军方高级密码分析员，与神经科学家合作完成这项工作。他们的第一站是杜克大学神经工程中心著名的"尼科莱利斯实验室"（Nicolelis Lab）。在神经科学技术领域，米格尔·尼科莱利斯是真正的大师级人物，"对脑机接口的杰出贡献"使其获得 2017 年电气和电子工程师协会（IEEE）丹尼尔·诺布尔新兴技术奖（此奖是为纪念摩托罗拉技术先驱丹尼尔·诺布尔而设立的）。米格尔接受了杰弗里的挑战。在实验室里，研究员教会猴子上、下、左、右移动操纵杆玩简单的物体控制游戏，再由密码分析员记录并分析这种灵长类动物大脑内发射的电信号。经过多次实验，他们检测到了重复出现的信号，并以此为依据准确预测了猴子手臂的移动方向。"他们成功破解了大脑密码！"杰弗里在回顾这一里程碑式的成就时兴奋地说道。

当猴子操纵游戏杆时，屏幕上的光标会相应地移动，表示游戏在继续。当研究人员撤走操纵杆，并控制住猴子的手臂时，玩游戏上瘾的猴子依旧会盯着屏幕，脑子里还在想着游戏。此时，神奇的事情发生了，屏幕上的光标竟然开始移动，这说明不用手操纵游戏杆，只靠思维控制也能玩游戏。[18] 随着猴子的这一技能越来越熟练，研究人员发现它们的大脑额叶和顶叶皮层区域发生了明显变化，这是神经可塑性的迹象。猴子的大脑正在铺设新的神经通路来进行思维控制。

国防部高级研究计划局研究团队又来到匹兹堡大学教授、国际知名神经生物学家安德鲁·施瓦茨的运动实验室，看看猴子能否用思维来控制机械臂。当实验接近尾声时，经过训练的猴子成功地用思维控制机械臂捡起了一块西葫芦放进嘴里。[19] 2011 年，他们开始在人身上做实验。

残疾人蒂姆·海姆斯虽然没有截肢，但 2004 年的一次摩托车事故使他脖子以下完全瘫痪。实验开始之前，医生在蒂姆的大脑运动皮层表面植入了芯片，大脑发出的电信号通过芯片直接控制假肢手臂的运动。[20] 对芯片进行测试是关键的一步，杰弗里深知这一步骤的重要性，于是打开摄像机录制了整个过程。在 2018 年 AngelMD Alpha 会议的主旨演讲中，杰弗里曾这样开玩笑："要么，实验成功；要么，他的头会起火，视频被传到 YouTube 后会引来网友围观。"[21] 而结果正如杰弗里预想的那样，蒂姆成功完成了抬起和放下手臂的动作，还能与研究人员击掌，握住女友的手。对实验室的每个人来说，这都是一个无比重要的时刻。

从概念提出到假肢设计，杰弗里及其团队只用了 2 年时间。4 年后，他们开发出了集成式闭环神经系统，包含整套人体动作设计，以及触觉传感器。又过了短短 4 年，他们的模块化假肢（MPL）就获得了美国食品药品监督管理局批准。该假肢具有 26 个关节，其中 17 个可以独立自由运动。一切不可能都变成了现实！从此以后，截肢者可以用思维控制假肢来拿筷子、吃面条、拿葡萄、倒水了！有了这样的设备，残疾人实现生活自理将不再是梦想。

约翰尼·马森尼就是其中一个受益者。他住在佛罗里达州的里奇港，2005 年因患癌不得不将手臂截肢。他是第一个在家中使用模块化假肢的残疾人。[22] 4 年来，他与十几名残疾人在约翰斯·霍普金斯大学的应用物理实验室试用了不同版本的模块化假肢。2017 年，实验室对约翰尼进行了为期一年的跟踪测试，以了解假肢在其日常生活中的使用情况。研究人员希望约翰尼尽可能尝试用假手臂做各种复杂动作，并向他们反馈使用情况。他的任务是在为期一年的测试结束后学会弹钢琴。这正是杰弗里梦寐以求的技术突破，每次谈论到这个仿生手臂为残疾人提供的帮助，他的声音和眼神里就充满了自豪。仿生学正是通过这种方式拓展了我们生活的可能性。

成本高昂的神经仿生学

仿生学和神经技术的进步对瘫痪者或截肢者的日常生活来说意味着什么？应用这种技术，人们需要付出什么代价？哪种人才能消费得起？国防部高级研究计划局的这一机械手臂无疑是一张巨额账单，能帮助瘫痪者行走的其他设备同样如此。利用简单的生物学修复技术帮助患者将身体机能恢复到受伤前的状态，至今仍是一种幻想。正如马克解释的那样，每个人的脊髓损伤程度都不一样，每个患者都有自己的需求。比如，两个人同时从梯子上掉下来造成T10（第10节胸椎）损伤，伤势可能截然不同，根据个人身体状况，治疗进程也因人而异。对一个人有效的治疗方法，可能对另一个人毫无用处。因此，治疗必须高度个性化。马克对未来的憧憬是这样的：患者进入诊所，有的适合使用机械假肢、神经刺激和脑电图生物信息反馈设备，有的适合神经桥接，穿戴仿生学机械外骨骼进行训练，医生会根据患者的身体状况和实际需求制订治疗方案，"一人一方"。即使如此，疗效也可能有好有坏，或许他们仍然需要重新调整神经刺激水平，采取机器人辅助的训练方式。

而这种治疗资源可供哪些人享受则是我们需要解决的一个道德问题。马克有机会使用仿生机械外骨骼，的确是个幸运儿，但并非每个像他一样的人都有机会穿上这昂贵的"超人"服。他还在大学里放置了一套用于研究的外骨骼，这样一来，其他人可以象征性地缴点钱以获得使用权。对于这种高科技的治疗方法，使用费只是冰山一角，给指导患者进行康复训练的理疗师支付的费用也不是一般人能承担得起的。对于这些大都没有工作的瘫痪者群体来说，这笔费用简直就是天文数字。

但反过来说，这种能使瘫痪者重新站起来的技术可以增加他们的就业机会，增加收入。这成了一个经典的"先有鸡还是先有蛋"的问题。保险公司必须先确认赔偿这些费用确实有利于患者康复，但在此之前，医疗服务提供者要先证明治疗的好处。关于这类问题的研究仍然很少。2013年，《矫形、创伤与康复》(*Ortopedia*，*Traumatologia*，*Rehabilitacja*)杂志的一篇评论指出了现有研究不足这一问题。文章指出，目前距离通过随机临床试验来确定机器人对脊髓损伤患者康复的影响还存在很大差距。[23] 而马克所做的努力正是通过促成科学团队间的合作以填补这些研究空白。他希望其努力能为残疾人群体的保险赔偿金、工作机会、收入以及生活水平带来积极影响。

仿生学应用：不仅局限于医疗

设计一款能够让工人举起重物以减少工伤的外骨骼设备是工业

领导者长期以来梦寐以求的事。一家汽车制造商已经实现了这一点。2018年，福特汽车公司推出了第一款仿生学外骨骼背心，旨在为福特15家全球工厂的工人提供力量辅助以降低工伤率。[24]如果你的工作是在天花板上拧一个灯泡或将碗碟摆放在高处的柜子里，那么这听起来似乎很容易完成。但如果你需要每天重复这样的操作4 600次，每年100万次呢？这种强度大概就相当于福特流水线工人的日常工作强度。[25]他们需要抬高手臂进行操作，这会导致肩颈背疼痛，治疗费用和请假耽误的工时可能比这件仿生学机械背心要贵得多。这种背心可以为每条手臂提供5~15磅的辅助力量，在很大程度上降低了工人受伤的风险。除了福特，其他汽车制造商、建筑公司和工业公司也开始关注类似的机械设备，仿生人的时代即将到来。

不光如此。杰弗里及其团队开发这项技术的目的不仅是为截肢者和瘫痪者提供由思维控制的假肢，更是要帮助人们用大脑和思维控制周围的整个世界。如果越来越多的人能做到这一点，那么人类未来的可能性将是无穷无尽的。"这意味着我们的后代将不再局限于他们与生俱来的身体。"杰弗里说。他设想有一天，人类能看到视野范围以外的物体，穿上外骨骼，能控制6个机械臂。"那时人类能实现的种种操作将是现在的你我永远无法想象的。"所有为国防部高级研究计划局仿生手臂项目做出贡献的神经科学家都是人类新未来的开拓者。

我很想知道这种将人体运动与机器人融合在一起的革命性技术是否会使仿生学超越我们腿、手和眼的能力。将来有一天，人类会不会为了提高自己的能力或工作表现过度依赖仿生身体部位，从而丧失原本的人体功能呢？生物与仿生学的联系是否会破裂，致使人类最终更像机器而不是人类？我们要付出什么代价？想象一下，为了在身体里安装先进的仿生学器械，你躺在手术台上承受的巨大手术压力……如果手术出现意外怎么办？如果植入体内的机器需要升级又该怎么办？难道要回手术室再做一次手术？

　　尽管这些场景离我们还很遥远，但我认为，这些重大的问题需要提前考虑。从目前来看，帮助马克行走的仿生设备还只是工具，不会"偷走"他的人性，把他机械化。但他已经等不及迎接一种未来了，那时，仿生学技术将使全世界的残疾人再次变为健全人。随着仿生眼睛的出现，帮盲人恢复视力也将成为可能，[26] 到那时，我们就真的可以说"未来已来"了。

第五章

半机械人国家：
植入式技术改变或增强我们的感官

•

　　半机械人是什么？在我看来，半机械人不仅涉及替换失去肢体的仿生技术，它还涉及外科手术干预，通常使用可植入设备，以帮助人们恢复失去的感官和能力，或增强普通人不具备的一种或多种感官知觉及能力。其所涉及的技术依赖于一些反馈。

　　我们许多人都认为，人工视网膜或人工耳蜗这样的人工设备有利无害，它们能帮助人们恢复视力和听力。然而，值得注意的是，助听设备在失聪群体中仍然存在很大争议，一些人将这项技术视为与听力世界相适应的强制形式，反映了失聪者必须"被治疗"的错误观念。然而，将人与机械结合的做法提出了沉重的问题：人类是否有自我增强的权利？这合乎伦理吗？植入技术是否有可能全面普及，从而使每个人都成为半机械人，还是仅供有经济能力的人使用？

　　在本章中，我将探索各种将人升级为半机械人的侵入性、可植人技术，从帮助我们重获失去的感官或赋予我们超人感官的设备，到将大脑直接与电脑和科技产品相连的神经网。你或许熟悉深部脑刺激和迷走神经刺激之类的切口手术，这些手术有望缓解帕金森病等疾病引起的震颤，或加速中风后的痊愈过程。我将介绍这些进展背后的先驱科学家，他们进行了勇敢（或莽撞）的尝试，试图快速找到人与机器结合的途径。我还将拉开帷幕，揭晓全球著名的半机械人之一尼尔·哈比森。

穿衣服时，尼尔不会选择搭配起来好看的颜色，而是根据声音来挑选衣服。如果心情愉快，他就会选择 C 大调的着装——亮粉色、黄色和蓝色。如果情绪低落，他就会选择 B 小调的着装——绿松石、紫色和橙色。尼尔是一个十足的色盲，由于大脑中植入的计算机芯片，颜色对他而言如同音乐的音调。柔性天线从他颅骨后部的植入物延伸到额头，"生化眼"在额头处将颜色传递到大脑，并转化为音乐的音调。看着衣橱里五颜六色的衣服，他可以在脑海中享受一种虚拟的交响乐。

有了超感官天线，尼尔视自己为一个半机械人——既是人类又是机器。他的使命是鼓励其他人也成为半机械人。他在自己创建的半机械人基金会网站上宣称"设计你自己"，敦促人们探索控制论与人体结合的可能性。[1] 尽管表面上看，尼尔的天线显得很奇怪、轻浮，但他非常看好机械人科学和可以改变或增强感官的可植入设备的未来。

出席纽约市 2016 年人类设计大会时，我遇到了尼尔，他顶着标志性的天线和发色金黄的西瓜头，穿着五颜六色的时装。那是令技术人员、科学家、作家、思想领袖以及机械人难忘的一次集会。作为一个小组的成员，我们探讨了关于增强人类和半机械人的深刻而有趣的想法，我还有幸听到了尼尔作为跨物种者的第一手生活资料。我和他都出现在 2016 年纪录片《杀出重围：人类分裂》（*Deus Ex：Mankind Divided*）中，这部纪录片探讨了技术在未来人类生活中的作用。[2] 我对他作为半机械人的生活非常着迷，深入研究了有关他的一切。

色彩听觉技术

显然，尼尔的生活并不总是那么丰富多彩，他患有罕见的色盲症。据统计，每三万人中就有一位这样的完全色盲患者，他们的视野里只有从白色到黑色的灰度世界。[3] 尼尔出生于英国，在加泰罗尼亚长大，对他而言，天空是灰色的，彩虹是灰色的，每部电影都是黑白的。他知道有一个彩色世界，只想找到一种方式来接触色彩。

尼尔观察到许多昆虫都有触角，想知道自己是否也能有触角。[4] 2003 年，他先后与控制论创新者亚当·蒙丹顿、斯洛文尼亚计算机软件开发人员彼得·基斯和西班牙计算机工程专业学生马蒂亚斯·洛桑合作，研发可以将光波转化为声音的设备。第一个设备原型包括一副旧耳机、一个网络摄像头和尼尔放在背包中的一台笔记本电脑。[5] 虽然设计相当粗糙，但该设备却展示了其实用性：尼尔看到一种颜色后，可以通过该设备听到它的频率。

经过多次迭代，该设备已变为可弯曲的天线状生化眼，被放置在尼尔的前额处。它会检测颜色，并将频率发送到植入他脑后上枕骨中的芯片上，光信号通过骨传导穿过头骨，随后他的大脑会将振动解读为声音。

生化眼似乎是一个伟大的计划，但有一个主要的绊脚石。尼尔联系的每位外科医生都以伦理问题为由，拒绝对其实施将芯片植入脑部的手术。天线不能再生现有的人类感官，因此，他们认为这是不必要的。他们认为这可能带来危险，并担心舆论压力。如果尼尔顶着头上的天线走出医院，人们会怎么想？尼尔花了将近两年的时间，才找到愿意给他做手术的医生。

顶着新的天线出现后，他的大脑遭受到了新信息的轰炸。目之所及，都会有声音突然在脑中响起。他必须有意识地考虑他所听到的声音，并记住哪些声音对应哪种颜色。刚开始，他对自己脑海中不断传来的声音异常敏感。随着时间的流逝，他不再敏感，而是简单地感觉这些声音。这类似于大脑不断应对周围世界感官冲击的方式。在任何一天的任何时刻，我们都会为数十、数百、数千、数百万甚至数万亿个感官细节所震撼，而我们的大脑会选择性地过滤掉这些细节。我们的大脑会选择性地忽略绝大多数的感官输入，从而将注意力集中在对我们最重要的事情上。只需要考虑一下当地杂货店的麦片货架即可，你的大脑会忽略所有抢夺注意力的鲜艳的黄色、红色、蓝色和绿色盒子，从而专注于你想要的有着乏味包装的全谷物燕麦。

当尼尔意识到自己的大脑已经接受了这种技术手段，并将其作为身体不可或缺的一部分和感官的延伸时，他的梦境也开始鲜艳起来。这一情况表明，这种技术不再仅产生声音，而是与大脑融合了。这标志着他成了真正的半机械人。他从三个方面将自己定义为半机械人：生物学、神经学和心理学。由于人与机器的融合，尼尔的身体发生了变化，自我意识发生了变化，大脑也发生了变化。实际上，尼尔的大脑突出地展示了神经可塑性的力量。2015年，《系统神经科学前沿》（*Frontiers in Systems Neuroscience*）上的一项大脑成像研究证明，尼尔的大脑因其新的身体部位而产生了显著变化。[6]西班牙研究团队在视觉和听觉皮层上发现，与健康志愿者相比，其功能神经模式、结构连接性和皮质层都有变化。科学家认为，了解这些变化可能对开发感官替代设备和为残疾人制定康复项目有很大的帮助。他们还指出，研究尼尔的大脑可以为解决其他神经和感官问题（如失明和耳聋）提供有益框架。半机械人技术可以帮助患有感觉障碍的人，也可以解决与衰老相关的一些常见问题。随着年龄的增长，我们的感官，尤其是视力和听力会逐渐减弱。想象一下，我们或者可以用计算机芯片来逆转这一过程。

尼尔的经历不仅限于解读人眼可以检测到的百万种颜色，而且包括将其大脑真正增强至"超人"状态。由于对硬件进行了升级，他还可以"听到"红外线、紫外线和蓝牙。尼尔说，紫外线产生的频率最高，发出很高的音调，可能会令人生厌。考虑到紫外线对皮肤的伤害，这可能是一件好事。我认为蓝牙连接有望带来更多惊人的可能。实际上，尼尔植入的芯片能在手机上被感应到，尼尔可以听到声音穿透自己的头骨。[7]他可以通过脑部的芯片连接到互联网，并与不同洲的5个人建立联系，他们可以将颜色发送给他。尼尔甚至可以超越地球，与太空中的人造卫星和望远镜进行连接，或者连接到国际空间站，在那里倾听太空中的色彩。他表示："我们的感觉不再局限于身体所在的地方……我相信人类探索的下一个阶段是研究身体与感官之间的脱节，并开始超脱身体的旅行。"[8] 他设想有一天，我们可以在自己舒适的床上探索太空和其他行星。

拥有这种想法的不止他一人。越来越多的人想成为半机械人。尼尔说："我认为我们正在进入向半机械人过渡的时代。"他认为，随着可穿戴技术的规范化，可穿戴设备将被植入人体。"在 21 世纪 20 年代后期，我们将见识到具有新的身体部位和新感官的人。我相信在 21 世纪 40 年代，人体植入芯片技术将常规化……我敢肯定，你见到一个人就问他'你的额外感官是什么，你的新身体部位是什么'，这样的情况将会屡见不鲜。"[9]

他希望看到哪些前所未见的感官呢？能够感知或看到身后是否有人？尼尔指出，我们的汽车已经配备了倒车摄像头和传感器，帮助我们进行操作和停车。为什么我们不能让身体拥有 360 度的感觉？我认为尼尔是对的，在神经再生方面，人类和机器的界限将永远模糊不清。如果有人拥有像他这样的技术，形成了新的感官并超越了生理的极限，那么他们是无可争辩的人类，还是别的什么呢？

世界上第一个半机械人

我一直是詹姆斯·邦德电影的忠实拥护者，尤其沉迷于所有下一代的技术工具。我记得在观看 2006 年的电影《皇家赌场》(*Casino*

Royale）时，我的眼睛一直没有离开过屏幕。在那部电影中，邦德的左臂上装有一把气枪装置，军情六处利用它可以追踪邦德的位置并监视其生命体征。即使在今天，这看起来仍然很酷且充满未来感，不是吗？在现实生活中，类似的事情已经发生了——早在电影发行的 8 年前！对不起，尼尔，凯文·沃威克才是世界上第一个半机械人。

凯文是一位享誉全球的英国控制论教授和研究者，被誉为"半机械人队长"。1998 年 10 月 24 日，他决定让外科医生在他左臂上方植入射频识别设备（RFID），这将雷丁大学的实验室研究提升到了一个新水平。20 年后的今天，凯文对为期三周的实验仍记忆犹新，他用奇妙和标志性的幽默向我们描述了那段经历。我与他谈论成为半机械人的经历时，他回忆那"非常令人兴奋"。[10] 植入射频识别设备与给狗植入微芯片有何不同？是的，如果狗走失了，你可以找到它，但狗并没有积极使用该设备来增强其能力。从人的角度来说，凯文坚信，在手术后的几天之内，他的大脑已经在铺设新的神经通路，以适应身体的新能力了。他很快就习惯了不经触碰就能在大学的智能建筑中开门开灯的能力。他最喜欢的新奇经历是走到前门，让门问候自己"你好，沃威克教授"。

"其他人和我在一起时，会纳闷'发生了什么事'，那真的很有趣。"他深情地回忆道。令他惊讶的是，他并没有感到是技术使这些事情发生了，他觉得是自己使之成为现实。"从精神上说，植入设备后，大脑会认为它是自身的一部分。它与一副眼镜或一块手表完全不同，它们并非你身体的一部分。植入设备后，大脑很快就会认为那是你的一部分。"他说道。三周后按计划取出植入设备时，情况变得十分清晰。凯文觉得自己失去了属于自身的一部分，他怀念成为半机械人的日子。

得益于这独一无二的实验的成功，他每天都会收到世界各地记者的数百封电子邮件，并登上了2000年2月《连线》（*Wired*）杂志封面，凯文想进一步深入半机械人的下一个领域。2002年3月14日，他被带到牛津雷德克里夫（Radcliffe）医院手术室，成为第一位将"脑门"（Brain Gate）微电极阵列（当时被称为多通道神经电极）植入腕部正中神经纤维的人，这和第四章中讨论的美国国防部高级研究计划局机械臂是同种技术。

该过程远比其植入射频识别设备的过程复杂，并且需要多个神经外科医生。矩形植入物具有100个微小的电极，每个电极与单根神经纤维的大小相同，并且看起来像一个微小的毛刷。该阵列最初旨在帮助严重残疾者，如脊髓损伤或肢体丧失者，目的是将该设备植入大脑，监测脑电波活动并将人的思想转化为控制辅助设备（例如机器肢体或计算机）的命令。目前，研究人员正在对该阵列进行人体实验。在2018年，三名四肢瘫痪的植入物接受者能够仅凭意念控制平板电脑浏览网络、发送电子邮件和文本消息。[11]

凯文冒险尝试时，距离人体实验还有很多年。他的首个半机械人程序主要关注的是对植入物进行消毒的方法以及植入物在体内迁移或破裂的可能性。在接下来的步骤中，凯文面临着更大的风险。该阵列从未用于人体，大多数实验都是在猫身上进行的。在这些研究完成后，植入物被移除，动物被实施安乐死。对凯文来说，这绝对不可行。如果他的神经系统被感染了，他连手都不能用了，那该怎么办？如果引起极大的痛苦该怎么办？如果嵌入植入物时，他的神经纤维受损了怎么办？等等。

尝试一种新程序，必须预见到各种可能出现的并发症，并明白可能会有你根本想不到的其他风险。潜在的不利因素给团队带来了沉重压力。经过练习，他们决定用高速喷射枪将植入物射入神经系统中，就像詹姆斯·邦德在《皇家赌场》中所经历的那样，从而达到他们希望的联通性，不会造成任何损害……他们希望如此！

在动手术前，凯文感受到了所有开拓性科研人员所经历的兴奋和恐惧，特别是那些敢于在自己身上尝试的人。想一下英国神经学家亨利·赫德爵士，他在 1903 年说服外科医生切断了他左臂的桡神经，以便研究疼痛。[12] 幸运的是，他最终恢复了感觉。这一激进的实验在人体感觉系统方面有了重要发现，但也在同行中引起了争议，他们对自我实验的伦理表示质疑。[13] 还有瑞士化学家阿尔伯特·霍夫曼（并非 20 世纪 60 年代的社会活动家阿比·霍夫曼），他是第一个合成麦角酸二乙酰胺（迷幻药）并体验其迷幻效果的人。[14] 1943 年，霍夫曼在混合粉末时，意外地摄入了这种化学物质，产生了幻觉。为了确认自己经历了什么，他进行了第二次实验，他服用了少量的迷幻药，感到了焦虑和头昏眼花，以致他认为自己可能会死，并让助手骑自行车带他回家。同时，别忘了澳大利亚医生巴里·马歇尔，他想证明溃疡和胃炎是由幽门螺杆菌引起的，但需要一名健康的志愿者来进行实验。[15] 1984 年，马歇尔决定绕过伦理委员会，亲自喝下了"酿造"的细菌。5 天后，他在饭后开始感到腹胀和呼吸困难，每天早晨开始呕吐清澈的液体。看看他对科学的奉献！内窥镜检查证实他患上了胃炎，但幸运的是，一轮抗生素将胃炎治愈了。由于马歇尔的自我实验，他最终在 2005 年获得了诺贝尔奖。这或许表明，自我实验虽然有风险，但可以带来巨大的回报。

幸运的是，凯文半机械人实验的第二次植入手术成功了，他成了人机结合体。阵列中的电线缠绕着他的手臂内侧，并从皮肤中探出来，被固定在外部连接器衬垫上。在那里，连接器衬垫可以连接到计算机，或者在某些情况下，连接到数字无线电发射机。通过这种人机联系，凯文可以将神经信号直接从周围神经系统传输到设备中。另外，这些设备还可以向植入物发送信号，刺激他的神经纤维，形成一个闭合的反馈回路。[16] 在一系列实验中，凯文希望证明，经过计算机的恰当翻译，他可以用自己的意念控制一系列控制论的设备。

但在实验室的实验按计划开始之前，他必须做一些大脑训练。他得学会识别从计算机发送到阵列的外部刺激（以脉冲的形式）。据他描述，以前唯一的类似实验是在美国犹他大学进行的，研究人员向鸡神经传递脉冲。凯文的团队从实验中得到了启示，并以这些成果为起点。但限于当时的技术，凯文的大脑无法检测到低电平电流，于是他们开始增加脉冲。在大约两周时间内，他们将电流输入其神经系统中，而凯文则回答"有脉冲"或"没有脉冲"。

6 周后，他们确定了正确的电流水平，凯文能够 100% 准确地感知到脉冲。有了这个烦琐的先决条件，他们最终可以继续进行预定的实验了，所有这些实验都具有治疗和感官增强作用。对于团队中的外科医生而言，正是这种治疗的潜力激发了他们的热情。令凯文兴奋的是人类感官强化的潜力。是时候享受半机械人的乐趣了！

凯文蒙着眼睛，坐在雷丁大学的实验室里，感受自己神经系统的脉冲节奏。

怦……怦……怦……怦……怦……怦……

怦！怦！怦！

"再近一些，再近一些。"他说道。

怦！怦！怦……怦……怦……怦……怦……

怦……怦！

"再远一些，再远一些。"

凯文在利用新半机械人的感官能力来感知超声波，类似于蝙蝠、海豚和鲸鱼使用声呐来定位物体或在完全黑暗中捕猎的方式。即便有眼罩，他也可以感觉到研究团队在将物体靠近他还是远离他。

在这次特别演示中，有一件事真的令他感到十分惊讶。一位正在操纵大木板前后移动的研究人员突然将木板快速移向凯文。"这非常可怕。我什么也看不见，超声波信号让我非常害怕。这是对新感官或感觉延伸的一种反应。真是出乎意料！"

凯文的大脑将这种快速移动理解为潜在的危险。他不需要训练自己的神经元就知道，声音像海啸般涌来是有害的。我不禁想象，能够感知超声波对盲人摸索世界来说是多么有用，而这正是让凯文团队中的医学专家感到兴奋之处。多年来，科学家一直在尝试为盲人开发基于声呐的技术，但那些主要是外部设备，而不像是凯文体内那样的内部植入物。

作为半机械人实验的一部分，凯文越过大西洋，来到纽约的哥伦比亚大学，与计算机科学家会面，尝试实时远程控制位于雷丁大学实验室中的机械手。[17] 通过计算机上的视觉连接，他可以看到实验的进展情况。凯文在纽约移动自己的手，他的神经信号就像神经系统的延伸部分一样在互联网上流动，控制着机械手，随后又经过互联网刺激他的手部。"真的很棒！这同时显示了运动和感觉的两种方式。我在控制它，并获得反馈。"

令人惊讶的是，他发现学习如何控制机械手很容易，能轻松地使其与自己的手同步开合。实际上，他在腕部植入术后几天内就掌握了这一新功能。他解释说："神经信号与肌肉信号有很大不同。以运动为例，二者的信号明显不同。这比人们想象得要简单得多。"

但反馈部分需要培训。机械手指尖上的传感器反馈的信息是根据抓握物体的紧密程度将信号发送给凯文的大脑：牢牢抓住物体时，便是"怦！怦！怦！"的快速脉冲；握力较小时，脉冲的节奏是较慢的"怦……怦……怦！"凯文注意到，从动作启动到机械手的响应，抑或从机械手的动作启动到指尖感应到其动作，大约有 1/3 秒的延迟。"但这已经很好了，"他解释道，"无论如何，从大脑到手的神经系统都会有一段时间的延迟。我的大脑很快就习惯了这种延迟，所以，我再也没有注意到它了。"

在数千英里外操纵机械手的感觉如何？他回答道："在通过互联网控制机械手时，我感觉自己确实非常强大。突然间，我可以用大脑做任何想做的事。不再受限于身体。"对于凯文的医疗团队来说，这项激动人心的实验揭示了残疾人用大脑控制环境的治疗的可能性。

想想一个人在某个大陆上通过自己的神经系统来操控另一个大

陆上的机械手，真是不可思议，其拥有近乎无限的现实可能性。"一个士兵可以是一辆坦克、一栋建筑或任何物体，"凯文沉思着说道，"身体也可以是任何物体，不受地点的局限。因此，身体的重要性在降低，而大脑的重要性则在增加。"在医疗保健方面，他认为人们将更加注重照料大脑，并研究如何在与人体分离的情况下保持大脑的活跃。"人们得了癌症，然后就死掉了，这太荒谬了。我们很可能摆脱生理的局限而继续生存。"

这并非凯文短暂的半机械人生涯的最大启示。真正令他震惊的是，当他与妻子通电话时，两个人的神经系统之间的交流，几乎可以称得上是瓦肯人的心理融合。自凯文首次进入半机械人领域以来，艾琳娜一直在敦促他让自己参与实验。凯文默许了，这个勇敢的女人经过 15 分钟的程序后，将两个电极［并非复杂的脑门（Brain Gate）植入物］注入了手臂中的神经纤维。和凯文一样，她的皮肤上伸出了几根电线，可以连接到计算机。

回到实验室后，他们开始工作，目的是从艾琳娜的大脑中（通过她的神经系统和手臂上的电极）获取神经信号，并将其传输至计算机，然后与另一台计算机交互，将信号通过手腕阵列发送到凯文的神经系统和大脑中。

经过一系列的练习，现在是时候验证效果了。凯文蒙上眼睛，等待着。同艾琳娜握手时，他瞬间感到了大脑中的脉冲。"有了！"他的肾上腺素急剧上升，他大喊道。

他们做到了！这是神经系统之间的第一次交流，发生在 2002 年6 月 10 日下午 2 点 14 分。凯文可以想象，亚历山大·格雷厄姆·贝尔于1876年拨出历史上的第一个电话，向另一间房间的助手喊叫时，肯定是同样的感受："沃森先生，过来！我要见你。"

实验继续进行，艾琳娜开合自己的手，凯文每次都能在手指上接收到电荷，准确率达到100%。尽管电磁脉冲很原始，但他仍然兴奋不已，坚信这标志着人类全新的交流方式的首次亮相。

凯文现在是考文垂大学的副校长，他回顾了近20年前的那种乐观态度。正如他所说，他认为我们更接近通过神经植入物来实现脑际交流。他不确定为什么没有更多的科学家继续自己几年前所做的人体增强实验。他说："我想这就像杰基尔博士想要喝下那剂药一样，你不知道会发生什么，但其他科学家还没有进行尝试，这太糟糕了。我希望其他科学家能够进行实验。遗憾的是，这并没有发生。"他甚至不得不面对科学界的抨击，认为他的人体增强实验只是吸引媒体的噱头而已。

尽管如此，他测试的一些技术驱动型感觉能力已在治疗方面取得了不可思议的进步，例如用声呐检测物体的盲人步行杖，以及来自美国国防部高级研究计划局的大脑控制型机器假肢。凯文仍然希望通过另一项开创性实验来继续自己的半机械人生涯："我很想做一个关于大脑之间的交流的实验，尽管这很危险。"他已经安排好了一位愿意做手术的医生，现在只需要一名志愿者。谁愿意参与呢？

你何时会成为半机械人

你何时会成为半机械人？这是序列神经技术专家威廉·罗塞利

尼在 2015 年 TED 演讲中向观众提出的问题。[18] 他的预测是哪一年？
2027 年。在某种程度上，威廉选择这一日期是因为它与视频游戏
《杀出重围：人类分裂》中这一事件的发生日期重合。这款游戏涉及
自然人与机械强化人（半机械人）之间的战斗。作为《杀出重围：人
类分裂》系列的长期游戏玩家和"粉丝"，威廉担任该游戏及其主要
角色亚当·詹森的首席科学顾问。与人类相比，这一角色有 60 种人
类增强功能，包括从指尖发出的声呐脉冲、远程操作设备、增添渲
染功能使物体看起来像是在慢速移动。

　　要咨询未来人类增强功能的相关问题，威廉是合适人选。多年来，
他一直在发明可以将真人变为半机械人的设备，他确信这些神经技术
的进步正在推动我们成为增强型物种。我问他关于植入物的想法，他
说："未来 10 年，活性植入设备的变化将超过其他任何行业和技术，并
将前所未有地改变其对人类的意义。"他在神经植入领域的工作使其与
尼尔和我一起，在纪录片《设计人类》中赢得了一席之地。

　　尽管我们在拍摄时没有机会见面，但威廉和我在神经技术会议上
见过几次。听他演讲时，我感觉到他已经准备好，将像每小时 105 英
里的快球一样，将人类带入下一个领域。他在一个充满实验室类型的
领域中脱颖而出，其中很多人经常出没在学校的科学和计算机俱乐部
中。威廉走了一条弯路，来到了这个疯狂的科学小圈子。作为亚利桑
那响尾蛇队小联盟曾经的投球手，威廉喜欢投掷快球，但他意识到，
尽管自己拥有运动能力、才华和勤奋，他却不能跻身美国职业棒球大
联盟。身高 6 英尺 * 2 英寸，肌肉超过 200 磅，他看起来无疑是职业运

---

* 　1 英尺=12 英寸=0.3 048 米。——译者注

动员的模样。他接受过所有的顶级培训和生物力学训练，但还缺少一些东西。"我的神经系统与在大型联赛中表现出色的人有些不同。"我们联系他时，他告诉我，[19]"我认为这真的很有趣，在过去的 15 年中，我一直在研究。"他暂停了棒球训练，获得了 6 个大学学位，并通过自己创办和出售的初创公司来推广神经技术项目。

威廉对神经系统的着迷从未消退。为了亲身体验神经系统的运作方式，他让一名神经外科医生在其手臂上植入电极，并在计算机上进行实验，勇敢地体验身为半机械人的感觉。他用各种输入进行系列实验，以观察神经系统的感觉。结论是什么？如今，威廉是 Nexeon MedSystems 公司的董事长兼首席执行官，其最新的一项革命性技术正是类似于心脏起搏器的神经植入物——可以植入大脑深处，治疗因帕金森病引起的震颤。

但你可能会说，深部脑刺激并不新鲜。的确，深部脑刺激于 2002 年获得美国食品药品监督管理局批准，被用于治疗帕金森病，目前已成为该疾病患者最常用的外科手术。迄今为止，已经有 4 万多人接受了这种手术。[20] 其非凡成就已在媒体上大放异彩，之前无法离开家的患者克服无法控制的症状并恢复独立的故事屡见不鲜。该手术给全世界 1 000 万帕金森病患者带来了希望，这些患者大脑中的电信号模式出现了异常并干扰了运动控制。[21] 该手术涉及将电极放置在丘脑下核或苍白球内部的深处，大脑基底核中的这两大区域在运动中起调节作用。一旦植入电极，它们就会连接到由电池供电的神经刺激器上，该神经刺激器类似于植入锁骨附近皮肤下的起搏器。神经起搏器将电脉冲传递到电极，以调节大脑中异常的电信号，并控制与帕金森病相关的晃动和不自主运动。用户显然成了半机械人，这是生物学和技术的融合。我敢说，任何一个用植入技术来缓解震颤的人都会感觉更像人类，而非相反。

威廉的神经刺激器之所以能成为下一代设备，是因为它可以同时记录神经系统的活动，将其视为闭环反馈系统中的"智能"刺激器。他说："这将使我们能够找到生物标记，从而更动态地为每位患者制订个性化治疗方案。"通过这一系统，神经起搏器仅在大脑真正需要刺激时才会提供电刺激，而非不停地刺激。它可以根据需要给人或多或少的刺激。威廉解释说："我认为这个行业发展的方向是，每个人都将拥有硬件、植入式或外部刺激器来激活神经系统。真正的挑战将是大脑、自主神经系统、交感神经系统以及器官的实际情况，在这些器官中，我们目前可以用电能或化学能的方式来治疗疾病。"

最令人兴奋的是，威廉制造的闭环神经起搏器可以超乎寻常的速度提高效率。闭环系统有助于推动技术向前发展，其速度远远超过心脏起搏器之类的其他设备。1958 年 10 月 8 日，第一台植入式起搏器通过外科手术被植入瑞典 43 岁的阿恩·拉森的体内。[22] 阿恩患有一种使人衰弱的心律失常——史 - 亚二氏综合征，每天会突然昏迷二三十次，每次都需要进行复苏。阿恩的严峻情况促使医生卢恩·恩奎斯特和心脏外科医师阿克·森宁冒险进行了首个植入物的危险手术。阿恩在手术中幸存下来，但其植入物在更换之前仅能正常工作 8 小时。在一生中，阿恩将需要多次更换植入物，但他最终比外科医生和该装置的发明者都活得久。

自阿恩接受起搏器几十年来，创新者变得更聪明了，他们不仅开始刺激心脏，还开始记录心脏数据。之后，他们开始使用家用设备远程记录患者的起搏器的活动。威廉说，如今，这些设备"就其智能水平而言，就像火箭、飞船一样"。

20世纪六七十年代的先驱遵循了心脏起搏器所使用的相同概念，开始向神经系统通电，以治疗慢性疼痛、帕金森病、癫痫和其他疾病。在过去的30年中，神经起搏器一直在神经或大脑中使用开环刺激来治疗神经系统疾病。威廉说："我们现在的时代就是，通过从记录中获取更多的闭环信息，这些神经系统功能将开始像心脏起搏器那样得到增强。"他预计神经调节装置会变得更好、更高效。这些记录收集的数据集可以提供了解大脑的宝贵窗口，将机器学习应用于该数据集可以揭示探索大脑的全新方式。这些记录的性质类似于脑电图，只是它们记录的数据来源于大脑的更深处。与脑电图相比，它们产生的信噪比分辨率更高。正如你在前文中读到的那样，由于脑内的噪声，这一分辨率可能会受到限制。我迫不及待地想要将脑部深处和脑电图记录的数据集结合起来。到那时，你就准备好迎接大脑工作原理的惊人发现吧！

威廉谈论半机械人革命已有10年之久。如果你认为这意味着即将出现终结者大军，请三思。根据威廉的说法，詹姆斯·卡梅隆1984年的科幻史诗中流行的"终结者"角色并非半机械人，而是具有人工智能的自主机器人。他安慰道："我认为我们还有很长的路要走。"他预测，更接近的未来是手机成为你的一部分。"我们知道，盯着屏幕时，眨眼次数减少了70%，所有人都说我们需要减少盯着屏幕的时间。有一种方法可以做到，"他说道，"你将在令人愉悦的神经系统环境中获得这些信息。"因此，别再想着解决注视屏幕时间过长问题了。威廉说，我们将不得不通过摆脱界面来做到这一点。与手机告别，并与互联网建立内部连接，这是一种生物蓝牙。

他承认植入式互联网的概念听起来很疯狂。"半机械人听起来异想天开，是怪异的、未来主义的和令人难以理解的，但坦率地说，我们显然正在朝这个方向前进。"他说道，"强化神经系统并将其连接到互联网，而不必使用笨拙的电话，这一想法似乎很合逻辑。"我认为威廉关于半机械人将是人类与熟悉的技术相融合的想法是正确的。

当我询问威廉与半机械人强化相关的伦理问题时，他丝毫没有犹豫。他问道："士兵会强化自己，以更好地胜任这份工作吗？我会辩称，政府不这样做是不道德的。如果你要送士兵上战场，并且你有能力提高他们的 X、Y、Z 方面的功能，那么你应该为此负责。"威廉希望帮助军队实现学习能力的提高。他的一家公司被选中从事美国国防部高级研究计划局的"定向神经可塑性训练"项目，该项目涉及刺激迷走神经——最长的颅神经，从而帮助控制血压、心率和消化，打开学习的窗口。这种方法是布雷特·温盖尔的无创经颅直流电刺激神经启动的更具侵入性的版本，目的是让士兵学习新语言的速度比正常人快两到三倍。"这不道德吗？"威廉问道，"我们为什么要停止增强自身呢？"

我们中的半机械人

尽管成为具有增强人类能力的机器人这一想法似乎仍然很梦幻，

但你可能已经注意到我们中有成千上万的半机械人。可能有一个半机械人就住在你的附近、你所在的街道、隔壁，或者就是你的母亲、父亲甚至你自己。想想全球有 32.4 万人依赖人工耳蜗才能听见声音，[23] 抑或是 15 万名帕金森病患者装有大脑起搏器以缓解疾病引起的震颤，[24] 或者有些人用人工角膜、可植入式望远镜和视网膜植入物来改善、恢复视力，他们都是部分属于人类，部分属于技术。

作为社会成员，我们欢迎辅助技术帮助人们首次体验或重新获得基本的人类感官。全球约有 4.66 亿人患有失能性听力障碍（预计这一数字到 2050 年将翻一番），对人工耳蜗和其他恢复听力设备的需求非常大。[25] 2014 年，只有 48% 的失聪者实现了就业，相比之下，72% 的听力正常的人实现了就业。[26] 虽然人工耳蜗植入会对失聪者群体产生文化冲击，但我相信，赋予一个人听力可以在许多方面改变其生活。视力也是如此。全世界有多达 1 000 万人患有角膜失明，但由于缺乏供体组织，每年只有 10 万人次可以进行移植手术。[27] 这是名副其实的国际公共健康危机。人工角膜植入物可替代供体组织，机械植入物有助于恢复视力，以解决其他类型的视力问题。例如，可植入式望远镜正在帮助患有与年龄相关的末期黄斑变性者改善视力，[28] 视网膜植入物正在帮助盲人恢复视力。我不禁希望其中一种视觉植入物有一天能帮助马克·波洛克重见光明。

这项技术已经帮助了罗齐娜·伊萨尼，她在"多伦多生活"平台分享了自己成为仿生眼半机械人的故事。[29] 罗齐娜从小视力就不好。她可以区分形状和某些颜色，但无法识别面孔。它们看起来像印象派画作的柔和笔触——充满了模糊的色块和无法区分的特征。

22 岁时，这位巴基斯坦出生的女性全家搬到了加拿大多伦多，在那里，她得到了针对性的治疗。她生来就患有色素性视网膜炎，这种疾病会使人的视力逐渐变弱，直至完全失明。在健康的眼睛中，视杆和视锥细胞会将光线转换成微小的电化学脉冲，将其传送到视神经和大脑，并将其解码为图像。对色素性视网膜炎患者来说，其视杆和视锥细胞会退化。

　　罗齐娜已听天由命，接受了这种黑暗生活。但 2015 年，她在电台上听到的内容又令她产生了一线希望。她听说了一种革命性的视网膜植入物，基本上可以通过仿生眼让人恢复视力。[30] 南加州大学的眼科医生和工程师马克·胡美恩发明了被称为 Argus II 视网膜假体系统的芯片，该芯片于 2013 年获得了美国食品药品监督管理局的批准。[31] 正是耳蜗植入物的成功启发了胡美恩为色素性视网膜炎患者设计出一种装置以帮助他们恢复视力。

　　手术涉及在罗齐娜的视网膜上植入富含电极的芯片，以接替她损坏的视杆和视锥细胞的工作。为了激活仿生眼，她会戴一副特别的眼镜，看起来与名牌太阳镜并没有什么不同。但是，这副眼镜装有一个功能强大的系统，包括一个微型摄像头，可以将视频传输到安装在皮带上的小型电池供电装置。从那里，信息通过电缆返回眼镜，随后无线发送到视网膜植入物的天线上。这些信号随后会传播到电极阵列，然后电极阵列向大脑发出小电流脉冲，大脑将其解读为图像。所有这些活动都是实时发生的。

　　这种植入手术的价格高达 15 万美元，因此，慈善捐助者支付了罗齐娜手术的大部分费用。从手术中康复后，测试新仿生眼的这一天到来了。她戴上眼镜，而技术人员启动与植入物的连接，并逐渐增强了电脉冲。"之后发生的事情是，我 15 年来第一次见到了光——柔和的光线照亮了整个房间。这太震撼了。我哭了出来。"罗齐娜可以认出陪同她的医生、护士和朋友的轮廓，她形容这就像看底片一样。没有颜色，没有面部识别能力，但足以探测到周围的人并看到光线。"我可以看到了！"她惊呼道。

要充分利用这一设备，需要进行大量的训练。通过每天练习，她的大脑能更好地理解来自接收器芯片的信号。类似于凯文训练大脑以检测进入大脑的脉冲，以及尼尔记住哪种音调对应哪种颜色的方式，学习用仿生眼看或用人工耳蜗听，都需要付出努力。成为半机械人并不会立即赋予你"超能力"，或让你立即恢复失去的感觉，你必须努力练习。

但成为半机械人可以更快地帮你恢复失去的能力。如果你是一位中风患者，成为半机械人可以提高你重获运动技能的能力。在苏格兰爱丁堡于 2017 年举行的国际神经调节学会会议上，一项关于中风患者迷走神经刺激的研究带来了鼓舞人心的成果。[32] 6 周后，在进行物理疗法时，接受迷走神经刺激的患者中有 75% 达到了具有临床意义的益处，而只接受物理疗法的患者仅有 33% 受益。3 个月后，神经调节的阳性率上升至 88%。2016 年发表在《中风》（Stroke）杂志上的一项临床试验的初步结果指出了该疗法的安全性并描述了手术过程。[33] 在这项研究中，医生将电极放在中度至重度上肢损伤的中风患者的迷走神经上，并将电极连接到类似于心脏起搏器的脉冲发生器，脉冲发生器插入患者的胸部皮肤下。在参与者进行康复训练的同时，物理治疗师按下按钮，使迷走神经受到轻微的电击。电荷沿神经向上传播到大脑的特定区域，从而触发增强神经连接的神经递质的释放。结果表明，迷走神经刺激与康复训练相结合，可以促进运动皮层中与身体运动相关的神经回路。这就像打开一个可塑性的临时窗口，重新训练大脑，更快地学习动作。还记得第三章中的古典音乐家马里奥在练习巴赫前奏曲时是如何戴着耳机来增强神经可塑性的吗？这是一个相似的概念，只不过是植入物直接刺激迷走神经，以提高可塑性。这也与威廉·罗塞利尼的美国国防部高级研究计划局的计划相似：通过刺激迷走神经，加快学习新语言的速度。

看到如此多的创新者从不同角度进入同一个过程，真是引人入胜。以加州大学旧金山分校的研究人员为例，他们正在使用植入式电极解码大脑中的语音。加州大学旧金山分校的团队仅基于大脑活动，破译了创建合成语音所需的神经秘密，取得了非凡的胜利。这项突破性的壮举发表在 2019 年的《自然》杂志上，它提出了在神经系统疾病中（如中风、创伤性脑损伤、肌萎缩性侧索硬化症、帕金森病等）丧失语言能力的人恢复语言能力的可能性。[34] 加州大学旧金山分校神经外科医生张复伦表示，这项研究首次证明，我们可以根据个体的大脑活动生成完整的口语句子。"这个令人振奋的原则证明，借助已经触手可及的技术，我们能够为语言障碍患者制造出一种具有临床可行性的设备。"[35]

为了实现这一壮举，科学家需要具有特定先决条件的受试者：他们必须已经植入了脑机接口。他们在加州大学旧金山分校癫痫治疗中心找到了 5 名符合条件的志愿者。在进行神经外科手术之前，患者被植入了临时的神经电极阵列，以帮助控制癫痫发作。科学家记录了没有语言障碍的受试者的声音，然后用机器学习对语言过程进行了逆向加工。该算法能够产生句子完整的合成语音，众包转录器准确识别了69%的所说单词。未来，研究人员将在有语言障碍的志愿者身上进行实验，以查看他们能否训练该系统，将其内部想法转化为合成语音。换句话说，有语言障碍的人可能会通过大脑控制的人工声带重获说话的能力。当然，这需要植入神经电极，这是一个复杂而危险的过程。但对某些人来说，能够再次交流是值得冒险的。

获得或重获能力并不是半机械人所能做的唯一一件事。成为半机械人最有趣的一个方面是它可以帮助你忘记。成为半机械人可以缓解创伤后应激障碍。你知道这种疾病在美国成年人一生中的某个时候会影响约6.8%的人吗？[36]动物研究表明，迷走神经刺激结合暴露疗法有助于缓解创伤后应激障碍。[37]人们可以真正清除不良记忆。

患者并非受益于半机械人的唯一群体。雇主希望工人在皮肤下植入射频识别设备芯片，成为半机械人王国的一员，这种做法与凯文·沃威克在1998年所做的如出一辙。2017年，威斯康星州的科技公司Three Square Market开始给员工提供一项不同寻常的福利：在拇指和食指之间植入射频识别设备芯片。[38]芯片大约为一个长粒米的大小，使员工能够做到凯文20年前所做的一些事情——无障碍地出入办公楼，并完成其他任务。他们还可以登录计算机，无须再输入密码。他们还能从自助餐厅或自动售货机获取食物，不需要伸手去拿钱包。最初，有50名员工自愿植入了芯片；到2018年，已有80人通过射频识别设备芯片获得了半机械人的身份。遗憾的是，该芯片并未实现像凯文那样的个性化问候。

Three Square Market 公司并不是唯一使用植入式设备的企业。越来越多的瑞典公司正在探索半机械人路线。一家名为 Biohax 的公司已在数千名客户体内植入了微芯片，他们无须排队买票就能跳上火车。[39] 当然，在美国，数百万的狗和猫也被植入了微芯片，它们是否会成为"机器狗"和"机器猫"呢？

为职场人员植入芯片的想法可能会引发争议。雇主是否可以在未经员工同意或了解的情况下使用该设备来追踪员工？黑客是否会窃取个人信息？员工辞职或被解雇会怎样？进行植入物去除手术可能会使情况更加尴尬。州立法者在解决这个问题上进展缓慢。截至 2018 年 11 月，美国仅有 8 个州制定了禁止强制植入射频识别设备芯片的隐私法。[40]

如果亿万富翁发明家埃隆·马斯克采取行动，那么我们可能会有数百万的半机械人。马斯克没有计划下一个 SpaceX 火箭发射、推出新的特斯拉车型、与钻探公司 The Boring Company 一起在洛杉矶下挖隧道，或设计超高速环形列车时，他就其公司 Neuralink 着手设计脑机接口。这家公司是他于 2016 年创立的。马斯克经常说，得益于我们的计算机和手机，人类已经是拥有魔力的超级机器人。但同时他声称，由于带宽速度太慢，目前大脑和我们自身的数字延伸部分之间的接口极为有限。通过直接的神经接口来提升带宽速度是帮助人类与新兴人工智能保持同步的解决方案之一。

2019 年 7 月，在旧金山一个拥挤的天文馆里，马斯克透露了有关 Neuralink 设备的部分绝密细节。[41] 这位亿万富翁、SpaceX 和特斯拉的首席执行官向满屋的科技迷解释如何通过佩戴在耳后的小型计算机芯片与植入大脑深处的微小"线程"相连，以实现带宽升级。[42] 植入手术如何操作？由外科医生控制的机器人将在人的头骨上钻取直径约 2 毫米的小孔，并像缝纫机一样将线推入大脑。马斯克说，后耳式计算机芯片将允许大脑无线连接到智能手机的应用程序。他设想该设备将为脊髓损伤者、截肢者、中风患者、盲人以及单纯记忆障碍的人带来福音。当时马斯克的目标是到 2020 年年底在人体上开始临床试验。未来主义者、人工智能技术人员以及所有关心人脑进化的人都应该引起注意。[43]

参加半机械人竞赛的还有布莱恩·约翰逊，他于 2016 年创立了神经科学初创公司 Kernel，开发了一种可以读写人脑的神经接口。[44] 和马斯克一样，约翰逊和 Kernel 的小团队正在寻求开发一种神经植入物，以推动修复神经退化性疾病，从根本上增强认知能力，从而让人类超越或跟上技术的发展。通过大脑与笔记本电脑、手机或超级计算机的连接，你可以直接有效地向大脑上传或下载信息。这项技术可以帮助治疗中风引起的脑损伤，或恢复记忆以逆转、预防痴呆症和阿尔茨海默病。

这些当然都是高尚的努力，但 Kernel 的真正目标是增强大脑。比如，你可以连接到笔记本电脑，并像《黑客帝国》中的尼奥一样下载新的能力。想象一下：如果仅通过意念就可以发送文本和电子邮件，你的工作效率将会提高多少？如果可以将实时分析直接下载到大脑，你的业务响应速度将会有多快？如果可以毫不费力地访问成千上万的公司统计数据，你在股市上能做得多好？如果不必在键盘上打字，可以将想法直接翻译到计算机上，你完成项目会有多快？在许多方面，成为半机械人后，你的生活将变得更加轻松。

当这些企业家在寻求一种将人脑带入一个新领域的外科植入物时，美国国防部高级研究计划局的疯狂科学家正在寻求一种非手术的方案。2018年，美国国防部高级研究计划局计划进行一项名为"下一代非手术神经技术"（N3）的项目，以创建一个能够实现神经记录和刺激的无创神经接口系统。[45] 美国国防部高级研究计划局的科学家正在寻求创建一种完全外部的神经接口——非手术传送的纳米应答器，用于翻译神经元与外部记录和刺激装置之间的信号。虽然之前的美国国防部高级研究计划局的项目（如我的朋友杰弗里·林监管的假肢）已经开始为受伤的战士恢复功能，但这个项目集中在下一代的人类强化。考虑到美国国防部高级研究计划局发明的涓流效应，这可能会开启大脑增强新时代的序幕。

半机械人的诞生

超人的感官、脑际交流以及脑机接口的诱惑有多大呢？成为一个半机械人（即便只是暂时的）并不容易。实际上，从人到半机械人的转变可能会带来痛苦。尼尔·哈比森在接受将天线植入颅骨的手术后，经受了数月的头痛。当凯文·沃威克躺在手术台上，医生将"脑门"植入物植入其中枢神经纤维时，他是这样形容的："我被巨大的电击同时炸毁左手每个手指的感觉震撼了。我退缩了，用最高的音量咒骂着。"他的妻子艾琳娜必须在没有麻醉甚至没有局部止痛药的情况下接受手术。当医生用镊子将电极推入其神经纤维时，她尖叫了好几次。威廉·罗塞利尼也得为暂时进入半机械人世界而不得不放弃麻醉。

显然，所有植入手术都可能会带来许多并发症：感染、迁移、神经损伤等。詹斯·瑙曼对此很有发言权。我发现，成为半机械人最令人不安的故事来自这个加拿大人，他在一系列眼外伤后失去了视力。我通过詹斯 2012 年出版的书《寻找天堂：一位患者的人工视觉实验经历》(*Search for Paradise：A Patient's Account of the Artificial Vision Experiment*) 了解了詹斯的故事，从那以后再也无法忘记。[46]

2002 年，詹斯成为"患者阿尔法"（Patient Alpha），世界上首个接受人造视力实验手术的人。植入手术包括将 140 个电极放在视觉皮层的两侧，并通过从詹斯后脑勺伸出的两个基座或插孔相连。该系统借助计算机处理器和小型摄像机工作。在经历了 20 年的黑暗后，半机械人詹斯现在可以辨认出形状和轮廓。他驾驶汽车展示自己人工视力的非凡经历成为当年的国际头条新闻。

但这一梦想并不持久。装备最终失灵了，詹斯再度陷入了黑暗。更糟糕的是，倡导这项技术的开拓者医生突然去世，让所有这些技术独自留在詹斯的脑海中。2005 年，詹斯开始向其他医生寻求帮助，他写信给一位医生："我的过时设备于 2002 年首次发行，由于必须通过特定软件操作的主机进行必要调整，且更换的零件和电池已不可得，现在几乎没有用了。"这个无用的设备一直留在他的大脑中，直到 2010 年，詹斯最终因健康问题将这两个基座移除了。正如他在书中描述的那样："我的头皮已经因插孔而萎缩，感染性分泌物不断渗出。"詹斯为追求人工视力付出了沉重的代价，所有未来的半机械人都必须考虑到可能带来的"副作用"。

神经植入物（如 Neuralink 和 Kernel 开发的神经植入物）或许会带来我们从没有考虑过的风险。它们可能会在植入后数年内引起并发症，我们只是现在不清楚而已。连接到互联网的增强型大脑的前景可能会以我们尚未想到的其他方式引发问题。黑客能否进入你的大脑并重新编写你的记忆？政府是否会监视你的想法？谁将拥有你的思想和记忆？你将如何升级植入技术？这些是进入半机械人时代前，我们需要解决的部分问题。

第六章

脑机革命：
在细胞层面修复大脑的工具

•

　　年轻时我还是个难民，生活在贫穷的郊区富士贵，在那里，我结识了很多邻居。我永远不会忘记离我们只有几扇门的街道拐角处的房子，那是供老年人使用的出租屋。我非常同情这些老年人，他们不得不与陌生人住在一起，而我们家则是三代同堂。

　　每个星期，我和妈妈、姐姐都会步行去富士贵的集市。回到家后，我们经常看到隔壁的房客在街上游荡，看起来像是迷路了，忘记了自己的方位，在寻求帮助。我清晰地记得一位叫大托尼的绅士，我很难理解这么大的男人怎么会在附近找不到回家的路。另一个住在出租屋里的矮胖澳大利亚老人非常健忘，不时忘记我们的身份。我们会微笑着向他打招呼，他却茫然地盯着我们，仿佛从未见过我们一样。

　　还有一个居民叫休，在我们第一次见到他时，他机警聪明。有一天，我妈妈在门前下车时，无意中丢了钱包。休捡到了钱包，并看到了妈妈驾驶执照上的地址，将钱包连同里面的现金原封不动地还了回来。我们感激他的机智和诚实。然而几年后，休的记忆力退化了，当我们在街上遇到他时，他已经记不起我们的名字，甚至认不得我们的脸了。我试图让他想起妈妈丢钱包的事，但他对我们记得如此清楚的事件没有任何印象。

那时我还不知道，这些人患上了痴呆症，也被称为阿尔茨海默病——最常见的痴呆症。早在忘记我们是谁并丧失在附近地区导航的能力之前，他们的大脑就开始退化了。随着时间的流逝，他们头骨中 1 000 亿个神经元中的一部分正在经历毁灭性的变化。黏性蛋白质片段的异常簇（称为 β-淀粉样蛋白）正在形成斑块，这些斑块挤入神经细胞间的空间，可能已开始破坏它们与其他神经元交流的能力。在不断恶化的神经元内部，扭曲的涛蛋白（tau proteins）不断积累，劫持了必需营养素和其他物质的输送。这种潜在的过程改变了神经递质的活性，最终开始杀死神经元，并可能激发免疫反应，引发攻击并消灭更多神经元的炎症。他们的大脑实际上正在萎缩，从海马体——一个涉及记忆形成的区域——开始，随后扩散到其他涉及计划、判断、行为、语言等的领域。不幸的是，这种恶化会吞噬越来越多的脑部区域，在几年之内夺走他们的记忆后，就会夺走他们的生命。

如果我的出租屋邻居不是必须失去记忆呢？如果医生早在几年前就发现了这些大脑变化的征兆，并通过治疗来减缓细胞损伤和防止症状发展呢？如果这些老人可以通过看一部电影，就能减轻症状并恢复失去的记忆呢？如果他们可以利用神经植入物来记住邻居并创造新的记忆呢？如果有和第四章中提到的机器假肢一样强大的大脑假体，可以接替大脑中的记忆过程呢？如果神经技术设备可以令其神经元自我修复，从而逆转疾病的发展呢？不幸的是，我的富士贵邻居们没有任何选择。

尽管在寻找阿尔茨海默病疗法的过程中充满了失败的药物试验——自1998年以来，150多种针对该疾病所进行的相关开发药物的尝试已宣告失败，其他领域仍有希望。由于神经科学家、生物工程师、电气工程师和数学家的新进展，我们或许能够在细胞层面修复大脑。这样的进展可能比你想象的更快。具有远见卓识的创新者正在创造早期检测工具，融合生物学和人工手段，以实现令人惊奇的下一代大脑细胞修复。

这为每年200多万遭受脑外伤的患者[1]、79.5万多名中风受害者[2]以及每年被诊断出患有恶性脑肿瘤或脊髓肿瘤的2.3万多人[3]提供了无限可能。这对目前患有阿尔茨海默病和其他形式的痴呆症的患者更是个好消息，这一人群到2050年将达到1 600万。[4]而全世界有5 000万人患有痴呆症，估计到2030年，这一数字将猛增至7 600万。

痴呆症患者增加的部分原因是预防和治疗心血管疾病的健康进一步延长了我们的寿命。无论痴呆发作的年龄是多大，一些专家将其称为人类面临的最大威胁之一。因此，本章将主要关注为大脑细胞修复奠定基础的工具，并着重突出治疗与阿尔茨海默病相关的损伤。我将介绍多种不同的观点，一些人对药物领域的斗争感到沮丧，另一些人因为神经技术的发展而振奋，从而为你提供真实的话语样本。

脑部病变问题

"在脑部疾病方面，有多种疾病，包括抑郁症、阿尔茨海默病、帕金森病、精神分裂症、躁郁症等，其中任何一种疾病都没有单一的治疗方法。"2018 年夏天，弗兰克·塔拉齐与我分享他对大脑健康状况的想法时这样说道。这听起来让人上火。[5] 自从在迪拜世界经济论坛全球未来理事会 2016 年年会上遇到弗兰克以来，我一直很欣赏他令人耳目一新的坦率。这场盛事是一个终极智囊团聚会，召集了站在各自领域绝对前沿的 700 多人，他们来到这座以奢华购物和刺激的夜生活（而不是解决有关第四次工业革命的地缘政治问题的创新中心）而闻名的超现代城市。

在为期两天的活动中，我们分成不同的小组，形成了精心挑选的委员会，我发现自己与来自学术界、工业界、医学界、慈善界、商业界和经济学界的十几个人坐在一起。其中一位是魁梧的哈佛医学院教授弗兰克，他也是波士顿麦克莱恩医院的精神神经科学项目主任。该项目的研究重点是如阿尔茨海默病、精神分裂症、多动症和抑郁症等精神疾病的病理学和神经生物学。从他的出身来看，你可能会认为他是那些认为创新仅来自常春藤盟校内部的呆板学者之一。相反，他是意识到突破也可能来自象牙塔之外的少数人士之一。在他简短的介绍之后，我发现他对脑部疾病的诊断、治疗和预防有着惊人的了解。因此，我追踪了他谈论细胞层面大脑修复的现状，尤其是对痴呆症和阿尔茨海默病。

弗兰克感到沮丧的是，尽管投入了数十亿美元用于研究，我们仍然没有针对阿尔茨海默病的有效治疗方法。被批准用于治疗该疾病的最近的一种药物于 2003 年被投放市场。自那时起，100 多项"有希望的"药物试验都失败了。他表示："有些药物有助于更好地控制症状，但无法治愈痴呆症。对进行性疾病（阿尔茨海默病、帕金森病）来说，这些药物并不能阻止甚至延迟疾病的发展。这些患者最终都将死于疾病的并发症。"寻找百试百灵的药物疗法似乎不太可能。

问题不在于金钱。2017 年，商业大亨比尔·盖茨宣布，他个人将为阿尔茨海默病研究提供 1 亿美元的资金——立即投入 5 000 万美元，另外 5 000 万美元专门用于创业公司。[6] 这是一个了不起的计划，但可悲的是，金钱投入并未产生解决方案。

弗兰克认为，解决方案可能在于早期诊断和干预。作为阿尔茨海默病专家，他敏锐地意识到，当有记忆障碍的患者去看医生时，通常为时已晚。他们的大脑已经遭受了不可避免的损害，而我们没有药物来扭转这种损害。"在我的研究项目中，我们正在尝试查找罹患阿尔茨海默病的高风险患者，并开发免疫疗法以更早地干预无症状个体。这不是一件容易的事。"他承认。迄今为止，阿尔茨海默病的头号风险是年龄较大。年龄越大，患病的概率就越高。

自 1906 年爱罗斯·阿尔茨海默博士在第 37 届德国西南部精神病学家会议的开创性演讲中首次描述这种"奇特疾病"以来，这也是世界上最好的研究人员所得出的结论。在其演讲中，阿尔茨海默分享道，5年前，他被要求检查一名51岁的妇女，该妇女已被德国法兰克福的精神病和癫痫病医院接收。阿尔茨海默当时是该医院的高级医师。那个名叫奥古斯特的妇女患有一系列奇怪的症状：记忆力问题、迷失方向、妄想症等。对痴呆症特别感兴趣的阿尔茨海默进行了一系列检查。1995年，在遗失数十年的奥古斯特的蓝色硬纸板档案被重新找到后，阿尔茨海默与患者之间非凡交流的手写记录也被发掘。长期遗失的文件内容在1997年的《柳叶刀》上有详细介绍。[7] 当阿尔茨海默要求奥古斯特说出她丈夫的名字时，她反而说出了自己的名字。在吃猪肉和花椰菜时，她告诉阿尔茨海默自己正在吃"菠菜"。她会忘记阿尔茨海默不久前给她看的东西。阿尔茨海默记录了其病情的发展，直到1903年移居慕尼黑。当奥古斯特于1906年4月8日去世后，阿尔茨海默要求对其大脑进行解剖。

阿尔茨海默在1907年的一篇论文中发表了关于他著名的演讲的论文。他写道："奥古斯特表现出的首要症状是对丈夫强烈的嫉妒感。不久，她的记忆障碍越发严重。她迷失了方向，在公寓里带着东西来来回回，并把它们藏起来。有时她感到有人想杀了她，开始大声尖叫……患病4年半后，她去世了。"阿尔茨海默详细分析了尸检时在患者大脑中发现的萎缩、神经原纤维缠结和斑块，这些变化自此被视为该疾病的标志。

精神病学家和神经病理学家阿尔茨海默医生首次发表论文时，没有人在意。医学界并未理解其发现的意义。弗兰克说："甚至阿尔茨海默自己都没有意识到其发现的重要性。"考虑到20世纪早期美国人的平均预期寿命在50岁左右，[8] 医生和科学家未能理解这种疾病的严重性也就不足为奇。50 岁时阿尔茨海默病的发病率显著低于 79 岁时的发病率，后者是美国人目前的预期寿命。

如今，人们活到八九十岁甚至百岁高龄以上十分常见。弗兰克说："并不是说阿尔茨海默病过去没有出现，而是人们的寿命不够长，还没有出现症状。"直到 1910 年，与阿尔茨海默一起工作的精神病学家埃米尔·克雷佩林在他的《精神病学》第八版中首次将这种疾病命名为阿尔茨海默病。这位开创性的医生于 1915 年去世。很久以后，人们才意识到他最初描述的症状有一天会成为人类认知的最大威胁之一，国际研究界将努力了解、治疗和预防这种疾病。

如今，阿尔茨海默病的发病率正在急剧上升，要么是我们周围或认识的人正在受阿尔茨海默病影响，要么是自己家人正在受阿尔茨海默病影响。这种疾病是如此普遍且具有破坏性，甚至已经进入政治舞台。正如艾滋病毒流行后，全世界的人都说："我们必须采取干预措施。"政府领导人决心在 2025 年之前为阿尔茨海默病找到治疗方法。但专家们仍然不知道是什么原因导致了阿尔茨海默病，即是什么导致了神经元死亡。他们假设是有毒蛋白质的积累，但这只是一个假设。目前的大脑成像技术可以识别出该疾病的生物标志，如神经纤维缠结和斑块，但在临床实践中并未做到。为什么会这样呢？费用——一次正电子发射断层扫描需要 4 000~5 000 美元。"试想一下，如果我在实践中要求患者进行正电子发射断层扫描，并发现了大量的 β-淀粉样蛋白，我能为患者做什么？目前，完全无能为力！"弗兰克说。这些生物标志只有与可以预防或延缓疾病发展的有效疗法相结合，才能发挥更大的作用。

使治疗更加棘手的是，即使一个人的 β-淀粉样蛋白正在积累，我们也不知道他是否会在 5 年或 15 年内出现症状。弗兰克见过具有异常 β-淀粉样蛋白且没有症状的患者，以及虽然 β-淀粉样蛋白水平不高但症状明显的人。他认为，β-淀粉样蛋白假说与生命维持有关。阿尔茨海默病领域的另一种观点认为，β-淀粉样蛋白实际上可能具有神经保护作用，清除 β-淀粉样蛋白可能会使病情恶化。弗兰克沮丧地说道："经过 15 年的努力和投入了数十亿美元，我们仍然在原地踏步。"这一谈话使我感到有些沮丧，研究人员和大型药企尚未找到逆转或阻止阿尔茨海默病发展所需的分子或治疗性干预措施。但弗兰克提到，神经技术有望改变现状。

细胞层面大脑视图的革命性工具

多年来，我一直在关注神经技术工具的最新进展。在我的世界中，这些新工具的开发者就像一线明星一样。一些人见到电影明星或著名音乐家时，会激动得失控或结巴。遇到脑科学领域最新最伟大创新背后的人物时，我也会非常兴奋。

2016 年，我前往瑞士达沃斯参加了世界经济论坛年会，那里聚满了业内知名人士。我在众多世界经济论坛成员和高级嘉宾中走动，在小组中发言，聆听其他引人入胜的演讲，之后决定休息一下。最新突破和新兴技术的大量数据可能会令人不知所措，因此，我找了一个安静的角落，让大脑放松几分钟。就在那时，我看到了一个留着胡子的男士，并立即认出了他，想要放松的念头马上被抛之脑后。

那是埃德·博伊登！我想。

埃德是一位神经科学奇才，也是我在第四章中简要提到的麻省理工学院的教授，他与人共同研发的光遗传学可以说是 21 世纪最重要的大脑研究工具之一。这项技术的重大发现被《自然方法》(*Nature Methods*) 杂志评选为" 2010 年度研究方法"。[9] 这项研究也使他于 2016 年获得了生命科学突破奖——科学界的"奥斯卡"[10]，以及 2018 年的加拿大盖尔德纳国际奖。[11] 这些仅是他所获荣誉的冰山一角。抛却休息的念头——我不能错过这个机会。

我跟他搭话，很快发现他并非我所预料的专一研究者。他可能拥有科学家的思维，同时拥有哲学家的心灵。从小时候（八九岁）起，他就一直在思考生命的意义。当同学们在操场上奔跑、努力学习提高分数的知识时，埃德却在思考是什么造成了人类的痛苦和幸福。最终，他决心通过科学来解决这些存在主义问题。

埃德超前于其年龄，14 岁开始上大学，并开始在一个实验室工作，那里的研究人员正在探索不可能的事情。他在接受本书采访时告诉我："他们试图在试管中从零开始创造生命。"[12] 显然，实验没有成功，但埃德却迷上了这一过程。从那时起，他一直在追求至高目标。进入研究生院时，他决定将自己所学的一切——化学、物理、量子计算、神经科学——融合起来，从新的角度来研究脑科学。他意识到，科学的历史其实是工具的历史。科学正在使不可见的事物变得可见。"使用望远镜，你可以看到遥远的恒星，但若没有望远镜，你很难想象宇宙的起源是如何推算出来的。"他沉思着说道，"没有显微镜，我们怎么能了解细菌？"

因此，当他的大多数神经科学同学思考用现有技术得到的惊人新发现时，埃德却选择了另一条路，侧重于构建一套更加强大的全新工具，以帮助解开大脑的奥秘。许多科学家一生都在验证可能的假说，以期取得重大突破，结果却一次又一次受挫。埃德并非如此。他能在各项事情上快速入门，并很快获得突破性的发现。实际上，在20多岁攻读博士学位期间，他就与他人共同开发了作为"辅助项目"的光遗传学。正如我所说，他是一位奇才。

如第四章所述，光遗传学可以通过光线控制大脑。现有的大多数映射或控制大脑活动的技术都采用"鸟枪法"，涵盖整个大脑或其中的主要区域。相比之下，埃德和医学生卡尔·迪瑟罗斯则试图激活或关闭特定的神经元，同时保证附近的神经细胞不受影响。他们向自然界寻求灵感，特别是细菌和藻类中将光转化为电能的光敏分子。他们从自然界借用这些分子，并利用基因治疗领域的技巧，将它们植入神经元。他回忆道："第一次尝试就几乎奏效了。我们将这些基因植入脑细胞，使它们对光敏感。这使我们可以打开或关闭脑细胞。"

特定细胞的激活或失活为研究人员提供了弄清它们如何影响行为和疾病的机会。"他们可以追查在脑部疾病中起作用的特定细胞，以及哪些细胞失活可以纠正这种疾病状态。"埃德说。这是一项真正的突破，因为当前的药物疗法会影响整个大脑，许多神经技术会影响大范围的神经细胞，不仅针对目标细胞，还影响了数十亿其他健康的神经元。通过确定相关的特定细胞，科学家或许能让药物或其他技术瞄准那些与脑部疾病相关的个别细胞，而不影响正常的神经元。自 2005 年光遗传学问世以来，全球 1 000 多个神经科学团体已经在使用该技术来研究大脑，在记忆唤起、恢复视力、中风及创伤性脑损伤恢复、抑制抑郁症等方面取得了突飞猛进的发展。[13]

光遗传学的成功助推了埃德为下一代脑科学研发强大工具的追求。和以前一样，他不仅改进现有技术以扩大研究范围，而且正在重塑我们看待和控制大脑的方式，让我们可以步入脑机革命时代。其最新发明显然体现了这一点：膨胀显微技术。尽管大多数科学家都把显微镜作为放大生物组织的方法，但埃德及其团队却颠覆了这一观点：他们能否放大组织样本以便于察看？这种创新源于人类的失望，尽管我们对大脑的了解已经很多了，但还有更多我们不知道的东西。埃德感叹道，我们甚至没有掌握大脑内不同细胞类型的完整清单，也不了解它们的形状和分子构成。

为了实现这一目标，他们集思广益，探讨如何使大脑膨胀的问题，并查阅了研究可膨胀聚合物的麻省理工物理学家田中丰一的论文。后来，他们在熟悉的产品——尿布中发现了类似的聚合物。作为两个小孩的父亲，埃德看到了婴儿尿布潮湿后膨胀的方式。因此，埃德的小组尝试将脑组织嵌入以类似方式膨胀的致密聚合物基质中。他们发现这种方法可以使大脑组织的体积扩大 100 倍，使分子均匀地分开。[14] 他们没有提升显微镜的功率，而是放大了生物样本。"膨胀显微镜能够让你以纳米精度进行 3D 成像。本质上，我们在做的是绘制脑图，"他说道，"一旦知道脑部疾病的病变位置，我们就可以尝试修复大脑。"这是未来要做的下一步。

为了实现这一步，埃德正在将这项技术以及其他正在开发的工具供全世界神经学家免费使用。其团队已经培训了 400 多个研究小组，这一数目还在不断增长！他们已经获得了大量关于阿尔茨海默病、帕金森病、癫痫和胶质母细胞瘤脑癌的新发现。想象一下，这些脑部疾病被终结的世界是令人兴奋的，但这并非哲学家埃德的最终目标。他说："如果我们治愈了所有的脑部疾病，但人类仍然没有感觉到意义，我们仍然没有足够的同理心，仍然有不必要的痛苦，那么在我看来，这只是部分成功。"

修复受损的脑电波

请把爆米花递给我！现在，我们大多数人前往电影院观看超级英雄大片——也可能是我个人最喜爱的《星球大战》，以暂时逃避现实，但在不久的将来，我们可能通过观看电影来扭转记忆问题。你不会在互联网电影数据库上找到这部电影的"导演"，也不会发现其与好莱坞名流亲切交谈。相较于一线明星，他们更熟悉实验室的老鼠。这一科学成果的背后是埃德·博伊登和麻省理工学院的神经科学家蔡立慧。两人共同创立了认知疗法（Cognito Therapeutics），致力于开发基于设备的疗法（如这部电影），以治疗阿尔茨海默病和其他脑部疾病。

让我们回头了解一下电影是如何有效地帮助患有这些毁灭性脑部疾病的人的。 蔡立慧是麻省理工学院皮考尔学习与记忆研究所的所长，她指出，研究表明，阿尔茨海默病患者的伽马脑电波水平往往受损，其频率与高阶认知功能相关。[15]蔡立慧与一组研究人员一起，对已经过基因编程、发展出独特的 β-淀粉样蛋白斑块和涛蛋白（缠结）积累的小鼠进行了一系列研究。在 2009 年的一项研究中，她与埃德·博伊登的研究小组合作，用光遗传学来记录这些物质是如何改变大脑节律的。他们将光纤植入小鼠的大脑，随后以 40 赫兹的频率刺激并同步记录海马体中的伽马波动，揭示了一系列生化反应和基因表达的变化。小神经胶质细胞是像看门人一样可以清除大脑中碎片的免疫细胞，其形状发生了改变，并进入超速状态，有效地清除了它们小小的大脑中 40%~50% 的 β-淀粉样蛋白。[16] 埃德解释道："如果你以一定的频率驱动大脑，其免疫系统就会开启并清除大脑中的垃圾。"

这些惊奇的发现激励研究团队寻找一种非侵入式的方法来代替光遗传学。埃德研发的光遗传学是一种侵入式的研究工具，而非治疗手段。光遗传学涉及来自细菌和藻类等微生物的基因。埃德解释道："你的大脑中不应该有这些。如果我们将其引入大脑，无论概率有多小，有机体都可能会认为它们是外来入侵者，免疫系统就会攻击大脑。"解决方案是什么呢？蔡立慧的团队使用 LED 频闪灯照亮了实验室，为老鼠创造了一种电子舞曲（EDM）狂欢，并将闪烁的灯光和声音调整为 40 赫兹。[17] 每天将老鼠置于临时狂欢中一小时、持续 7 天，可减少 67% 的 β-淀粉样蛋白斑块，并让涛蛋白的含量降至最低。

对老鼠来说，这是个好消息，但正如前文所述，对老鼠大脑有效的方法不一定适用于人类的大脑。于是，认知疗法应运而生。他们正在对阿尔茨海默病患者进行测试，让他们在 40 赫兹的闪光和咔嗒声中看一部电影，以验证这种疗法是否可以缓解记忆力衰退的症状。"在神经科学实验中，你可以任意思考和规划一切，但实验可能会失败。这些实验的问题是……数据在哪里？"蔡立慧和埃德迫不及待地想要收集这些数据。"如果可行的话，这将是一个重大突破。"埃德说道。随后，他又补充道，在数字电子时代，要制造一种每秒发出40次光和声音的设备并不复杂，而且可能相当便宜。我不禁想到，如果我的富士贵邻居们可以通过每天看一小时的电影，回忆起所爱之人的名字并找到回家的路，那将多么神奇。

可以抵消神经损伤的人工记忆假体

正如此前的章节所述，研究人员、工程师和生物技术开发人员已集思广益，通过人工植入装置（如耳蜗植入物、视网膜植入物和仿生肢体），将生物推向了半机械王国的领域。下一个边界是什么？大脑假体。没错，人类即将迎来真正意义上改变心灵的神经设备，这种神经设备主要针对阿尔茨海默病患者大脑中最常受损的部分。多年来，由威克森林浸信医学中心（Wake Forest Baptist Medical Center）的生理学、药理学兼神经学教授罗伯特·汉普森以及南加州大学的西奥多·伯格带领的研究团队一直致力于人工记忆假体的研发工作。受到2013年一项名为"恢复积极记忆"项目的振奋，在美国国防部高级研究计划局的资助下，2018年，研究人员在研发可恢复记忆功能的设备方面取得了巨大飞跃。在这项引人注目的首次概念验证实验中，研究人员刺激了植入海马体的电极，使短期和长期记忆改善了35%~37%。[18]

"这是科学家首次能够识别患者的脑细胞编码或记忆模式，并且真正写入编码以更好地利用现有记忆，这是修复丢失记忆的重要的第一步。"汉普森这样评价道。关于这项研究的文章发表在《神经工程杂志》上。[19] 对于美国国防部高级研究计划局而言，这代表神经技术领域 20 年投资的高峰成果。在这项研究向公众发布的那天，美国国防部高级研究计划局的生物技术办公室主任、恢复积极记忆的项目经理贾斯汀·桑切斯说道："这使我们达到了一个非常激动人心的地步，我们正在测试可能减轻脑部伤害和疾病最坏影响的有形技术。"

如果某天我们的神经假体可以逆转阿尔茨海默病、中风和创伤性脑损伤患者的记忆衰退，我们就能得到癫痫患者的感谢。正如世界上第一个半机械人那样，科学家凯文·沃威克在拼命寻找愿意参加脑对脑交流研究的人——愿意接受以科学名义将电极植入大脑的志愿者并非易事。因此，威克森林团队招募了 8 名大脑中已有电极的人（癫痫患者）。这些勇敢的人（并非第五章中的癫痫患者）接受了一个手术，即在大脑（包括海马体）中植入电极，以确定癫痫发作的大脑区域。在手术开始之前，他们通过玩电脑游戏来参与记忆研究。他们进行了两项测试——一项约两分钟的短期记忆测试，一项长达 1 小时 15 分钟的测试。在第一项测试中，研究人员向患者展示了一个简单的图像（如一个色块），经过短暂的延迟后，屏幕变黑，研究人员随后要求他们在屏幕上的四五个图像中识别原先的图像。在第二项测试中，研究者向参加者展示非常鲜明的照片，经过短暂的延迟后，要求他们从屏幕上的四五张图片中识别出第一张照片。

当他们玩游戏时，汉普森的团队记录了他们海马神经元的活动，以识别与记忆编码有关的大脑模式。这正是生物医学工程师西奥多·伯格领导的南加州大学团队攻克的方向。多年来，他一直在努力探索海马体的奥秘，以探究其如何将短期记忆转化为长期记忆。海马体是内侧颞叶深处的马蹄形结构，是大脑中最容易被误解的一大区域。人们通常误认为该区域是记忆的存储单元：一种心理意义上的名片夹，使你能够在遇到时想起你读过的首席执行官的名字，记得高中学校的吉祥物是老虎，以及国际象棋的象只能对角移动。事实上，海马体负责形成新记忆，并不存储记忆。进入海马体的所有事实（也就是输入）都是短期记忆，但当它们经过海马体时，信号会对它们进行编码，从而形成长期记忆。在此过程中，信息经历了许多重要的变化。

我们对大脑记忆如何形成的大部分理解可以追溯到对 H. M. 的50 多年的研究，他是我在本书引言中提到的著名健忘症患者，其去世后的大脑于 2009 年被神经解剖学家雅各布·安内瑟切成薄片。从10 岁起，H. M. 就患有癫痫，随着时间的流逝，他变得越来越虚弱。1953 年，27 岁的他同意接受彻底治疗。[20] 那一年，一位外科医生切开了他的头皮，钻开了他的颅骨，切除了他的部分大脑，该手术被称为双侧颞叶内侧切除术。这个手术十分成功，平复了他的癫痫，但有一个主要的副作用：严重的记忆障碍。多年研究其记忆衰退的英裔加拿大研究人员布伦达·米尔纳在 1968 年的一项研究中表示，H. M. 无法记住在片刻之前发生的事情，无法回忆起刚遇到的人的名字，说不出自己的年龄，并且只能"大胆猜测日期"。[21] 正如布伦达所说：

"他的情况近似于一个刚刚意识到周围的环境，并不完全了解情况的人，因为他不记得之前发生了什么。"H. M. 表示，他的新生活"就像从梦中醒来"。对 H. M. 及其古怪的记忆丧失的研究，为我们了解记忆的形成和海马体在该过程中的重要性奠定了基础。

2013 年，南加州大学的伯格在马萨诸塞州剑桥市麻省理工学院媒体实验室的 EmTech 主旨演讲中解释了这一过程。[22] 输入的信息汇聚在内嗅皮质上，内嗅皮质（其功能类似于一个枢纽）将信息发送到海马体的齿状核（DG）。齿状核与海马体内的 CA3 区域进行沟通，后者又与 CA1 区域进行沟通。[这些区域以拉丁文 cornu Ammonis 的首字母命名，意为阿蒙的号角（Ammon's horn）。阿蒙指的是古埃及神，他被刻画成拥有公羊角，类似于海马弯曲的形状。]当 CA1 将修改后的信息发送回内嗅皮质，完成循环并将其发送到可以存储信息的任何位置时，最终的转换就发生了。10 多年来，伯格一直在尝试解码每个节点处发生的信号。神经元之间以一种脉冲形式进行交流，同时伯格的研究表明，传递相关信息的并非脉冲本身，而是脉冲之间的时间间隔。时空编码随着长期记忆形成的每一过渡阶段而变化。伯格想知道他们是否可以识别这些编码。

像科学界的许多人一样，他在口渴的实验大鼠身上寻求答案。他的团队在大鼠脑部的 CA3 和 CA1 区域植入电极，并训练大鼠在两个物体之间进行选择。这是一个非常简单的任务。他们给大鼠展示其中一个物体，经过一段时间的延迟后，再给大鼠展示两个物体，大鼠必须选择与第一次相反的东西。大鼠必须保持最初的记忆——

它们最初看到的物体是在左侧还是在右侧，通过选择相反项来表明自己的记忆。如果选对了，口渴的大鼠就可以喝一些水。"它们每天大约要选一百次。"伯格说道。他的团队每次都会记录并存储输入和输出编码。

下一个重要步骤则是创建一个人工海马体以强化记忆过程。研究人员喂给大鼠一种抑制海马体的药物，这样大鼠就无法再将短期记忆转变成长期记忆了。它们可以记住所选择的物体的时间为 5~10 秒钟，无法比这个时间更长了。利用记录下来的时空编码，研究人员刺激电极，使大鼠成功恢复了长期记忆。老鼠的大脑并未创造记忆，而是记录下来的时空编码创建了记忆。该过程恢复了大鼠的长期记忆功能。伯格说："尽管大鼠无法自己创建记忆，但我们可以为其创建记忆。"

为了获得进一步的发现，研究团队重新进行了实验，这次减少了抑制海马体活动的药物，有效控制大鼠处于正常状态。"它们头上有电极，但在其他方面是正常的，"伯格笑着（每位神经科学家都可以理解他的笑声）说道，"这就是我们所说的正常。"在这个实验中，用编码信号刺激老鼠的正常大脑，可以强化其长期记忆的形成。用伯格的话来说："因此，我们可以大幅改善记忆。"

对恒河猴进行的实验仍在继续。伯格称："因为喜爱葡萄汁，它们会整天为争取葡萄汁而努力。"研究人员向恒河猴展示了一张照片，经过一段时间的延迟后，又向它们展示 2~7 张照片，恒河猴必须从中选择它们最初看到的照片。研究人员在大鼠身上的所有发现，对恒河猴同样适用。可以想象研究人员有多兴奋，在结束实验室里对大鼠和恒河猴的辛苦实验后，他们便开始进行人体实验。

2018 年在与威克森林团队共同进行的一项关于 22 位植入电极的癫痫患者的研究中，伯格团队的研究人员分析了记忆测试中正确选择的记录，并合成了关于正确记忆表现的基于多输入多输出（MIMO）的编码。之后，威克森林团队重新测试了参与者的图像记忆能力，同时用南加州大学团队根据参与者自身海马神经细胞的模式所设计的编码来刺激海马体中的电极。在这两项测试中，受试者都表现出了明显的进步。这并不足为奇。威克森林团队和南加州大学生物工程学的知名人物多年来一直将电极植入小鼠的大脑中，以促进其记忆力的提升。汉普森说："令我们惊讶的是它的高效，35%的记忆提升非常了不起！"[23]

这一惊人的实验表明，介入个体自身的记忆过程并将这些神经编码反馈给海马体以强化记忆，是完全可以实现的。汉普森表示，即便在记忆力受损的人群中，我们也可以区分表征长期记忆形成的正确神经编码和阻止短期记忆持续超过几分钟的错误模式。将健康的编码输入人的大脑，可以增强他们形成新记忆的能力。他说："未来，我们希望可以在人们的整体记忆力开始衰退时，帮助他们守护特定的记忆，如他们的住所或孙子孙女的外貌等。"

美国国防部高级研究计划局的桑切斯认为希望就在前方。他说："我们正在接近实现植入式闭环记忆假体的目标。"尽管美国国防部高级研究计划局的主要目标在于创造强大的技术来应对国家公职人员和退伍军人的记忆丧失，但在未来几十年中，这种设备的影响可能会重塑全人类。

将记忆移植到脑细胞

我们许多人都认为记忆操纵是科幻电影中的场景，如《全面回忆》（*Total Recall*）、《盗梦空间》（*Inception*）或《美丽心灵的永恒阳光》（*Eternal Sunshine of the Spotless Mind*）等电影。但高级研究人员已经在探索如何替换丢失的记忆，将记忆从一个人移植到另一个人，甚至对其进行编辑。想象一下，有一天我们能够消除痛苦的回忆——初中时第一次令人心碎的分手、烧毁你家房屋的大火，甚至是杀死海军陆战队员的简易爆炸装置。能否把从未发生在你身上但你希望发生的事情植入你的记忆？能否让大脑沉浸在进入《福布斯》400强榜单、赢得温布尔登网球锦标赛或获得诺贝尔神经技术奖的幻想中，或替换丢失的记忆呢？目前，这些实验仅限于在小鼠身上进行，但其研究进展令人瞩目。杜克大学医学院教授穆拉里·多雷斯瓦米表示，"我们正日益接近将不同记忆从一只小鼠转移到另一只小鼠的现实"。

和穆拉里一样，波士顿大学的史蒂夫·拉米雷斯是这些工作中最前沿的研究人员，他非常幽默，精力旺盛，几乎可以参演电影《太坏了》（*Superbad*，顺便一提，这部电影是他的最爱），而非实验室极客。史蒂夫和其已故同事刘旭因为成功地将虚假记忆植入小鼠大脑中而登上了头条新闻。[24] 在这项具有里程碑意义的实验中，史蒂夫将小鼠放入一个小盒子里，它回忆起之前脚底受到电击的事情，十分惊恐。这是实验中常见的恐惧反应，只是在这种情况下，小鼠对负面事件的记忆是完全虚假的。这只小鼠从未在盒子中被电击过。

研究团队事先已经确定，当小鼠在另一个盒子里产生特定的恐惧记忆时，这些特定的脑细胞是活跃的。随后，他们用光遗传学诱使那些大脑细胞对光脉冲做出反应，通过手术将激光细丝注入小鼠海马体后，向小鼠的大脑发射光线，从而在一个新盒子中重建恐惧记忆。小鼠记住了从未发生过的事情——这是科幻现实。

关于被植入虚假记忆的小鼠的新闻迅速传播开来。《纽约时报》报道了这项研究，随后其他媒体也纷纷跟进。2014 年，穆拉里和史蒂夫二人赢得了史密森学会杰出创造奖，并成为《科学》年度重大科学突破奖亚军。其相关 TED 演讲获得了 100 多万人次的浏览量，史蒂夫成功跻身于《福布斯》杂志的 30 位 30 岁以下科学创新者之列。自那以后，史蒂夫继续对记忆进行探索，从向小鼠灌输恐惧记忆，转变为再次激活小鼠的正面记忆，以尽量减少其负面情绪。他预见有一天这些技术可以用来帮助人们克服各种脑部疾病，如阿尔茨海默病、焦虑症、抑郁症和创伤后应激障碍。忘了传统的药物疗法吧——史蒂夫对记忆本身作为疗法的革命性概念感到兴奋不已。他认为，对人类记忆进行操纵只是时间问题。"因为有原理上的证明，我们可以以人为地激活动物的记忆并创造虚假的记忆，"他在 2014 年对《史密森尼》（*Smithsonian*）杂志说道，"剩下的唯一距离就是技术创新。"

干细胞移植能否创造新的脑细胞来替代受损的脑细胞

正如本章所述，尽管像弗兰克这样的研究人员在开发治疗阿尔茨海默病的药物方面遇到了挫折，但他们在其他领域却取得了进展。

在我与之交谈过的专家看来，技术突破似乎正在指明方向。为了继续获得最有希望的进展，我向世界经济论坛全球未来理事会的另一位成员，即前面提到的杜克大学教授穆拉里·多雷斯瓦米求教。从遇到穆拉里的那一刻起，他就让我备感亲切。他身材瘦小，笑得很轻松，他那热情洋溢且引人入胜的说话方式让你觉得你是他唯一的听众，即使你身处一个忙碌的会议厅中，有数百位神经科学家、企业家和技术开发人员在参会。他有足够的智力解决一系列与大脑相关的课题，而非专注于狭小的研究领域，这令人印象深刻。作为杜克大学神经认知障碍项目的负责人，这位多才多艺的教授以其生物标志和阿尔茨海默病成像方面的工作而声名显赫，他也深入研究了人类的意识、精神健康以及瑜伽对大脑的影响。他在这一领域非常受人尊敬，并担任主要政府机构、生物技术和健康公司以及患者权益组织的顾问。他的努力让其他 A 型者自愧不如。我主动与他联系，讨论了诊断治疗的未来以及为阿尔茨海默病寻找治疗方法的全球性努力。在离开时，我感到自己内心更加充满了希望。

作为业内专家，穆拉里与人合著了热门书籍《阿尔茨海默病行动计划》（*The Alzheimer's Action Plan*），指出了为对抗阿尔茨海默病所需的多项突破：症状出现前的早期检测，了解神经元沟通中断和细胞死亡的生化过程及步骤的技术，开发靶向治疗的技术以及监测药物是否有效的工具。他进一步说道，治疗阿尔茨海默病应考虑其不同发展阶段。"在理想情况下，在晚期阶段，我们希望治疗方法可以修复失去的细胞或失去的连接。在早期阶段，我们需要防止进一步损伤的技术。每种技术都略有不同，许多工具正在研发过程中。"

穆拉里说道。在早期检测方面，他一口气说出了包括正电子发射断层扫描在内的 12 种技术：正电子发射断层扫描、数字工具、家庭测试，以及血液、遗传、代谢、蛋白质组和微生物组生物标志等。

在修复受损细胞方面，他告诉我，许多初步研究表明，干细胞移植有望预防、推迟或延缓如阿尔茨海默病等脑部疾病的发展，该项技术具有广阔的应用前景。干细胞是一种可以分化为任何类型细胞的多功能细胞。"我们希望，如果能让干细胞进入大脑，也许它会产生新的脑组织或修复无法正常工作的连接。"穆拉里说。迄今为止，实验动物研究已证明，干细胞可以促进支持神经元生长的神经营养因子释放，产生免疫调节作用，增加突触蛋白的表达，甚至替代患病的细胞。[25] 在佛罗里达州，一项临床试验正在进行，研究人员正在将干细胞注入阿尔茨海默病患者体内。[26] 这一研究结果可能会改变一切。

修复因阿尔茨海默病、创伤性脑损伤或中风引起的大脑细胞损伤，可以为数百万希望恢复失去的认知和生理能力的患者带来希望。但如果修复可能会导致相关症状的细胞损伤呢？多亏专业领域的进展，医生现在能够识别出 β–淀粉样蛋白和涛蛋白正在"无声"积累的人，这意味着后者的大脑显示出与阿尔茨海默病相关的损伤，但其并未表现出任何症状。这就是专家所说的临床前阿尔茨海默病。穆拉里估计，在 65 岁以上的人群中，约有 30% 的人患有临床前阿尔茨海默病。如上所述，从研究的角度来看，最麻烦的是，并非所有患有临床前阿尔茨海默病的人都会出现症状，我们还没有完善的预测性测试。

我们从著名的修女研究中可以获悉这一点。修女研究由戴维·斯诺登于1986年在明尼苏达州的曼卡托进行。[27] 斯诺登想要弄清为什么有些人会遭受与衰老相关的大脑退化，而另一些人却不会。这项研究持续了数十年，研究对象包括678位75~107岁的美国天主教修女。这些女性接受每年一次的认知评估及其他医学检查，她们都同意去世后捐献大脑以供研究。这项长期研究最令人惊讶的一项发现就是，部分具有阿尔茨海默病遗传倾向且尸检时大脑显示出大量与疾病相关病灶的女性，仍保持着敏锐的认知，直至其高龄去世。研究人员正竞相开发更准确的预测性测试，并在预防试验中测试各种新颖的方法，如针对 β - 淀粉样蛋白和涛蛋白的抗体。

但这引出了一个问题：如果能成功修复大脑的神经技术变得可用，那么会发生什么？是否应鼓励患有临床前疾病的人进行可能有害的手术，以防几年甚至几十年后出现症状？我们已经看到这种困境同样在其他领域上演，如接受预防性乳房切除术的女性。人类是否已准备好接受脑部手术、干细胞移植或其他手术，以减少长期风险？尤其是当这些程序会带来更直接的危险时（如癫痫发作、中风、脑肿胀及干细胞排斥等），其效果是否值得我们冒险？

在考虑本章探讨的激动人心的可能性时，我们还应考虑细胞修复的终局。有朝一日，科学家能否找到一种让死亡的大脑复活的方法？这听起来像是一部糟糕的科幻电影的内容，但2019年的一项研究可能会让你重新思考这种可能性。耶鲁大学的研究人员恢复了4小时前死亡的猪大脑的部分功能，这项研究成了头条新闻。[28] 这些科学家向死猪的脑中注入了一种溶液，启动了微循环以及部分分子和细胞的活动，然而并未恢复意识之类的高级功能。尽管科学家希望这能为阿尔茨海默病、脑外伤或中风患者带来全新的可能，但这项颠覆性的实验最终对人类大脑意味着什么仍有待观察。

第七章

创造更聪明的人工智能：
人脑和人工智能如何共存

•

科学家认为大爆炸推动了宇宙的发展，而大爆炸之初的"原始汤"花了130亿年才成为今天所知的宇宙。一些宗教领袖称上帝在短短7天内创造了天地。技术专家认为，在人工智能时代，发明的速度将会非常快，以至当我们回首时，一切似乎都是瞬间开始的——这就是人工智能大爆炸。但人工智能的未来会是什么样的呢？

研究人员预测，在未来10年内，人工智能在语言翻译、撰写高中论文和驾驶卡车方面将超越人类。预计到2049年，人工智能在撰写畅销书方面将超越人类，且到2053年将超越真人外科医生。业内专家表示，到2063年，人工智能将有50%的概率（和抛硬币一样）在每项任务中胜过人类。在未来的120年里，每项工作都将实现自动化。[1]这些看法我并不认同。

一些人认为杀手机器人会消灭人类。一些人设想了一个人工智能的理想社会，在那里，自动设备可以解决生活中的所有弊端。包括我在内的其他人对人工智能的发展可能持另一种观点（我们和人工智能之间不是对立的关系）。是的，机器人会出现，但人工智能也将成为扩展的、增强的人类有机体的一部分——成为我们大脑的一部分，我们自身的一部分。换句话说，"人文智能"将大行其道，人类融入计算机的反馈环路中，使得大脑和数字系统可以协同工作。在脑机革命中，人机混合体将会把计算机的高速处理能力与独特的人类创造力相结合，使人类超越自身各部分之和。我认为，正是这种强大的组合，人类才能立于不败之地。

荷兰神经科学专家兰达·科恩将这一概念发挥到了极致，他花了多年时间研究"全脑仿真"概念，亦即将人脑上传到计算机。[2] 如果他成功了，将会使我们永远生活在一个虚拟世界中，不再需要俗世生命所需的身体。其他创新者，包括埃隆·马斯克在内，都专注于相反的工作——将计算机处理能力上传到人脑，以使人类与机器并驾齐驱。尽管人类与机器的界限并未最终模糊，但人工智能已经开始加速传播到几乎每个领域。

在有关人工智能的讨论中，弄清术语至关重要，因为关于这个概念有很多困惑。一些人会自动将该术语与强人工智能或超级智能相联系，亦即相较于人类而言，机器可以同样甚至更好地执行任何任务，无论是重复性的、创造性的，还是智力性的工作。但这只是人工智能的一种类型，仍处于梦想阶段。"狭义的人工智能"，如深度学习或机器学习之类，如今已被用于数千种实际应用中。借助深度学习，计算机系统可以通过识别模式，以人类无法比拟的闪电般的速度浏览大量数据，从而执行特定任务——都在无人监管的情况下进行。在本章中，你将看到人类通过多种方式，利用狭义的人工智能来扩展认知能力，同时准备好在强人工智能成为现实的情况下，捍卫人类和人脑的未来。

大数据和人脑如何驱动人工智能

加里·弗莱克调整了其脑电波读取头盔，将注意力转移到了面前计算机屏幕上的浮动立方体上。被 Salesforce（一家在线客户关系管理提供商）收购后，剪贴板公司前首席执行官加里试图在 2013 年 TED 大会上参加公司的"集中精神挑战"，演示通过意念控制来操纵立方体。和所有参赛者一样，他有 8 秒钟的时间进行基线记录，还有 8 秒钟的时间训练机器学习算法，以识别其推、拉、旋转和抬起虚拟立方体的意念指令。之后，他有 60 秒钟的时间重整思路，并坚持尽可能长的时间。

即便没有 TED 会议的混乱和分心，也很难保持一个想法长达 60 秒钟。对虚拟立方体施加最大精神控制力的人将赢得大奖。每年，令人垂涎的 100 万美元奖金都会被授予一位思想领袖，他要有以积极的方式引发全球变化的大胆想法。我们的比赛奖品可以说并不丰厚——一个免费的脑电图头盔，但它在科技界引起了极大反响，还获得了当年的"另一个 TED 大奖"称号。

谷歌的谢尔盖·布林、万维网的发明者蒂姆·伯纳斯-李爵士和并行计算创新者丹尼·希利斯等超级巨星都在排队等候用思想控制立方体的机会。谢尔盖的第一次尝试就取得了令人印象深刻的接近完美的成绩，丹尼的排名也不断靠前，而加里不想被任何人击败。加里多次参赛，在一次友谊赛中用自己的分数照片嘲弄好朋友丹尼。会议结束时，他已经超过近 1 000 名挑战者，夺得了冠军。（一位经常冥想的研究生位列第二，谢尔盖位列第三。）

加里兴高采烈地带走了奖品，我则结识了一位新朋友。"坦白说，我欺骗了很多人。"多年后，当担任我公司的顾问时，他向我坦白，"那时，我从事机器学习和信号处理已有几十年，因此，我立即开始从机器学习系统的角度来思考，并试图弄清其工作机制。于是，我使用了自己在机器学习方面微不足道的专业知识，尝试对系统进行些许操控。"

我想深入了解机器学习、人工智能和其对未来人脑的意义，于是直接去找加里，他在客户关系管理巨头 Salesforce 管理着全球最大的企业搜索引擎。正式退休后，他为新兴技术创新者提供咨询。我认为，他是全球大数据领域最伟大的专家之一。他认为人工智能的发展路径与大数据和互联网的发展路径相似。

以互联网为例，1989 年伯纳斯 - 李发明万维网时，普通人并不理解它将如何改变我们的生活。自那时起到现在，万维网已经有了数十亿用户，我们许多人感到没有网络就无法生存。人工智能也在朝着同样的方向前进。另外，数十亿互联网用户产生了大量数据。加里表示，这对产品开发来说是一件好事，如果在设计系统方面颇具天赋，你就可以发布一款不错的产品，但这个产品无法变得卓越。随后，你可以利用用户数据流快速对产品进行有力的提升。他说道：

"如果能以动态的方式对产品进行实时调整，你就可以制造出一种在正常运输周期之外发展的产品。"[3] 他引用了一个典型的例子：语音的文本转化。

在 21 世纪初期，发展了几十年的语音识别技术进入了停滞期，实现最后阶段的理解被视为一个几乎不可能解决的问题。多年来，专家们一直用对等信号处理和语言交流技术来解决这一问题。按照其发展速度，他们认为再过 10~20 年才能得到看起来流畅自然的文本。

加里指出："谷歌为设计和构建这样的系统铺平了道路。他们所做的是一款笨拙的小型智能手机应用程序，用来进行语音搜索。"使用谷歌语音搜索应用程序，人们可以对着手机讲话并进行搜索。这听起来很酷，有时还很奏效，但多数时候文本是错误的。谷歌的天才工程师提供了一个智能用户界面。系统在一个单词上出错时（如将"cat"理解为"caught"），它将提供多种选择，你可以点击进行更正，也可以提供自己的更正文本。加里说："这种设计的优点在于，能使一款终端产品不断精进，因为即使出错，它还有改正的机会。"用户在教这个系统如何更好地工作，就像用户的大脑既是产品的研发部门，也是产品的质量控制部门一样。这使得科技巨头谷歌的系统可以超越传统行业。如果开发人员继续采取常规的迭代步骤来改进产品，那么我们与 Google Home、Alexa 和 Siri 的交流要晚得多。加里总结道："我们能够采用最先进的机器学习系统，将其与用户数据流相联系，并提供比上一代专业人工智能技术更好的机器学习解决方案。"

借助专门的人工智能，开发人员可以手动编写能力有限的系统，如理解语言或玩游戏。还记得 1997 年 IBM（美国国际商用机器公司）的"深蓝"机器人战胜国际象棋大师加里·卡斯帕罗夫，[4] 或 Roomba 机器人吸尘器 2002 年的首次亮相吗？它们基本上都是"一招鲜"，无法实现更多的功能。如今，开发人员可以使用更通用的现成系统来代替高度专业化的系统，前者最终将超过狭义的人工智能。第一代通用系统将具有非常简单的大脑——计算机接口，用户可以在其中连接设备，并且在执行操作时（如在电子书中翻页），给出明确的指示："为我翻页。"未来，第一代通用系统将提供一种思考指令的简单方式，而非实际采取行动。它们不会达到百分之百的准确，但就像语音转文本一样，它们将具有用户纠错的部分功能。加里表示："将数十亿次的校正视为培训范例，这些范例将创建数据的良性循环。这将允许我们改善人机界面，并开始超越传统的做事方式。"

加里认为，在不久的将来，我们可以期待硬件技术和数据收集的融合，人脑基本上可以训练机器学习系统，直到它们能够以某种方式改善终端用户的生活。尽管传统的经营企业和推进科学发展的方式是不断迭代的（从实验阶段到理论阶段，各个阶段之间都会相互影响）。商业和科学研究领域的创新将越来越快。他指出："改进周期、科学界和商界的认识周期，通常遵循的是社会或商业周期。你必须发表论文，由同行进行验证，以及需要一些支撑性的研究的加持。最后，你的研究才能成为社会所知标准的一部分。这需要几年的时间。"但让这些周期实时发生，则会促使过时的商业、科学和社会周期崩溃；反之，这些模型将变得高度灵活。换句话说，如果可以将之前的逐步过程转变为更连续的过程，我们实际上就可以扭转这一过程。这可能只需要几秒钟，而非几年的时间。

利用人工智能拥有永远年轻的大脑

生活中的一个事实是，随着时间的流逝，你的认知功能会下降——记不住邻居的名字，忘记把钥匙放在哪了，当前面有车突然停下来时，你需要更长的时间来踩刹车。如第六章所述，这是衰老最可怕的方面之一。2013 年《老年医学的临床研究》[5] 的一篇评论指出，记忆力、处理速度、注意力和概念推理能力的衰退都是衰老的正常结果，且这些症状来得比你预料的更早。处理速度——大脑执行认知和运动功能的速度——在 20 多岁时开始下降，并在之后的人生中继续衰退。[6] 到 70 岁时，视觉对抗命名能力会有所衰弱，这意味着看到日常事物，如狗、郁金香和剪刀，你可能难以想起它们的名称。在这个年龄，你的心理灵活性、想法的形成和抽象能力也会受到影响。

其中一些看似不可避免的衰退可能源于大脑衰老引起的结构变化。从大约 20 岁开始，大脑的灰质体积开始缩小，大部分萎缩发生在前额叶皮质中，部分发生在海马体中。衰老对大脑白质体积的损害更大。1992 年《纽约科学院年鉴》（*Annals of the New York Academy of Science*）上发表的尸体研究[7]表明，70 多岁的老人比年轻人少 20% 的白质。原来大脑有这样的变化，难怪教奶奶使用智能手机会如此困难。但是，如果人工智能可以帮助你减缓大脑衰老的进程呢？你的敏锐可以保持更长的时间，你甚至可以避免痴呆症和阿尔茨海默病等神经退行性疾病。

这是亚历克斯·扎沃伦科夫等抗衰老研究人员的一大目标，亚历克斯是英科智能的首席执行官兼老年医学研究基金会的首席科学官。他正在用深度学习的力量将衰老的生物标记归零，并加快药物研发以扭转生物钟。考虑到 65 岁及以上美国人的数量预计将从 2016 年的 4 800 万飙升至 2060 年的 9 800 万，届时 1/4 的美国人将步入这一年龄段，我们迫切需要寻找一种方法来保持认知能力，预防与衰老相关的疾病。8 抗衰老研究人员和技术创新者正在寻找最强大的抗衰老保护剂。随着英科智能获得弗罗斯特和沙利文 2018 年技术创新奖，亚历克斯在竞争中脱颖而出。

我初次遇到这位说话很快、戴着眼镜的科学家是在 2008 年，他获得了物理、生物技术和计算机科学的多个学位。早在 EMOTIV 时，我就认识了许多最初的客户，亚历克斯是其中之一。他在寻找可用于实验的、价格合理的脑电图设备。比如，他的一项研究是：用脑电图和功能性磁共振成像来识别受试者在回想一张人脸或一栋房子时的认知差异，随后用机器学习算法来识别这些模式，并预测受试者所想的是哪个物体。这项研究发表在 2011 年的《公共科学图书馆·综合》（*Plos One*）上，从那时起，亚历克斯一直将这些深度学习算法用于抗衰老领域的研究。9

尽管英科智能总部位于马里兰州巴尔的摩的约翰斯·霍普金斯新兴技术中心之外，但它已经通过黑客马拉松和国际竞赛，挖掘了数十名来自美国、英国、波兰、比利时、俄罗斯、韩国、中国台湾和非洲的才华横溢的科学家，与全球 150 多个学术和业内伙伴开展了合作。这也是其他人很难赶上亚历克斯的一个原因。和精力旺盛的劲量兔（Energizer Bunny）一样，亚历克斯一直在奔波：每年旅行200多天，拜访世界各地的实验室，在全球最激动人心的会议上发表演讲，介绍人工智能在医疗保健、机器学习、衰老和长寿领域的应用。

我上次见到他，是他来我们旧金山的办公室进行短暂访问期间。为了撰写这本书，在他访问中国香港、费城、伦敦和德国之后，以及飞往瑞典、波士顿和格拉斯哥之前，我设法找到了他。能够坐下来进行电话聊天，探究人工智能和抗衰老研究的最新进展及其对未来人脑的意义，我感到非常荣幸。

亚历克斯说："过去5年来，我所见的最激动人心的突破之一是在衰老的生物标志领域。为了能够进行干预，我们需要了解如何测量衰老，以及在20岁、25岁、30岁、35岁、50岁、70岁和80岁时审视自己。我们可以在图片中看到衰老的状态，却几乎无法在生理意义上测量衰老。"[10] 亚历克斯及其团队一直在用深度学习技术寻找衰老的生物标志。他们发现的第一个生物标志是血液。在人体循环系统中，女性平均有9品脱血液，男性平均有12品脱血液。[11] 他们检查了数百万次血液测试结果，并训练了深度神经网络，以识别血液中哪些特征与年轻人有关，哪些与老年人有关。现在，他们只需要查验你的血液，就可以预测你的年龄，误差仅有几岁。据亚历克斯所说，下一步是确定可以进行哪些调整，使血液的生化水平看起来更加年轻。如果可以使你的血液更加年轻，它能否使你看起来更年轻、感觉更加年轻？更令人兴奋的是，分子层面的年轻会转化为生理和认知健康的益处吗？

亚历克斯认为，抗衰老的理念并非让你的容貌减龄 10 年，更多的是在大脑和身体疾病开始之前就把它们消灭掉。正如上一章所述，被诊断出阿尔茨海默病时，患者的大脑损伤已经持续了多年，扭转该疾病可能为时已晚。他指出："如果想提前诊断损伤过程，你确实需要将衰老视为阿尔茨海默病和许多其他衰老相关疾病的主要推动因素。"

延缓衰老过程的药物干预在世界各地的实验室中普遍存在，一些颇具潜力的干预措施正在酝酿之中。试想一下，你可以清除衰老的旧细胞，让它们不再工作，由精力充沛的年轻细胞完成所有工作。这就是新兴的抗衰老领域背后的想法，该领域旨在研究杀死衰老细胞的化学混合物，这些细胞基本上是导致细胞功能障碍和衰老的老细胞。这些受损细胞被称为"僵尸细胞"，它们拒绝死亡，散发出有害的促炎性细胞因子，引发与衰老相关的疾病，如心脏病和糖尿病。"僵尸细胞"会感染周围的细胞，使它们变为"僵尸"，从而产生一支名副其实的"亡灵大军"。研究人员或许已经找到了杀死"僵尸细胞"的灵丹妙药。

在 2018 年《自然医学》（Nature Medicine）发表的一项研究中，梅奥诊所的科学家发现，向健康的年轻小鼠注射衰老细胞，会损害它们的健康和功能。[12] 然而，用组合药物——达沙替尼和槲皮素治疗小鼠，可以消除"僵尸细胞"，恢复小鼠的生理功能。让年龄较大的小鼠服用抗衰老混合物，可以使它们的寿命延长 40%，并提高其"健康寿命"。也就是说，这些小鼠不会生病、虚弱或在黄金岁月中行动迟钝，而是更加活泼、更加强壮，具有更好的耐力。对亚历克斯这样的抗衰老研究人员来说，这是最终目标——不仅活得更长，而且活得更健康。如果在生命的最后 20 年里卧床不起、患有慢性疾病和痴呆症，谁愿意活到 100 岁呢？我们想要在当地舞蹈比赛中跳起来，与孙辈一起共度时光，开办一家新企业，与朋友一起玩文字游戏。

亚历克斯认为，小鼠的抗衰老研究结果令人震惊，但他认为实验室里的小鼠并不能说明全部问题，因为它们只能活大约两年时间。他表示："小鼠没有时间累积人类遭受的所有损伤。例如，如果你在手术台上切开一个 70 岁老人的身体，触摸其主动脉，把它与 20 岁年轻人的主动脉相比，实际上你会感觉前者更僵硬，就像蛋壳一样。因为心肌和结缔组织中积聚了各种矿物质，而小鼠却没有时间积累这种损伤。"人类的平均寿命为 78.6 岁，[13] 因此，我们有更多的时间在体内积聚有害物质，以及失去更多的神经元。考虑到成年人的大脑每天损失约 85 000 个脑细胞，到退休年龄时，我们通常已经损失了数亿个脑细胞。

这就是亚历克斯热衷于用机器学习创建"虚拟人类"以代替小鼠进行研究的原因。这也正是他的公司名称 Insilico 的意思：用计算机建模或模拟的科学实验。这种方法不仅可以大大减少每年以科学之名牺牲的一亿多只小鼠，[14] 还能提供更真实的结果。通过跟踪各个层面（从血液生化到转录组，再到行为数据）的衰老过程，他的团队可以挖掘数据管道，以创建虚拟人类。亚历克斯表示："我们的思路实际上是从头塑造人类。当我说出'创造一个有特定问题的 50

岁亚洲男性'时，实验室将通过数据管道为我创建。"

与此同时，亚历克斯也在追踪自己的生物化学水平，以测试自己的生物学年龄。考虑到他处于抗衰老研究的最前沿，你可能会认为他的生物化学水平比实际年龄更年轻。但他很快就承认，他的生物化学水平与实际年龄相符，甚至稍微偏大。他坦言："说实话，我没有尽我所能照顾自己。"他把这归咎于自己的繁重旅行安排，这令他暴露于辐射中，并扰乱了他的生理规律。我们的主要生物钟位于大脑的下丘脑深处，当它被扰乱时，神经递质会遭到破坏以及激素会随即产生，这会增加患癌症、抑郁症和肥胖症的风险。

亚历克斯是否认为他可以活得足够久，从自己的研究中受益？"我想尽可能长寿，但若不能享受研究的益处，我认为也没关系，因为这是人所能做的最无私的事情，比阻止'二战'能挽救更多的生命。"这是真正的科学家的无私精神。我希望亚历克斯能利用他的一些发现，找到青春的源泉，使我们的身体和大脑保持最佳状态。

脑机革命的工具

记得第六章中光遗传学的共同开发者埃德·博伊登所说的科学的历史其实是工具的历史吗？在某些方面，人工智能只是下一代工具，已经在多种行业中展现出了前景，其中最大的进展出现在医疗领域。在2016年国际生物医学成像研讨会上，病理学家和机器学习算法进行了一番较量，看谁可以从淋巴结图像中准确地检测出乳腺癌。[15] 人工智能在两类比赛中均获胜，最终准确率高达92%。在一项独立实验中，英国研究人员发现，和医生相比，深度学习算法检测的心脏病风险患者数量高出 7.6%，且其假阳性率降低了 1.6%。[16]谷歌现在已经与医生合作，开发可以检测糖尿病性视网膜病的人工智能，从而防止糖尿病患者失明。[17]

第六章提到的阿尔茨海默病研究者弗兰克·塔拉齐看到了使用人工智能诊断包括阿尔茨海默病、帕金森病和亨廷顿氏病在内的脑部疾病的诸多优势。亨廷顿氏病是一种遗传性疾病，会攻击大脑中的神经细胞，可能出现在青少年中。弗兰克说："'人工智能'可以确定患者是否有危险，并且可以在无症状时检测患者。我们看到人工智能在脑成像中的应用越来越多。我所知的最大应用是准确诊断脑癌，无须采用脑活检这样更具侵入性的方法。"目前，医生诊断脑癌是在患者出现如头痛、晕眩、癫痫发作、麻木、刺痛或视力变化等症状之后。通常，在排除其他常见原因之后，医生会安排一次磁共振。尽管这种神经成像工具可以显示出是否存在肿瘤，但它无法告诉你是哪种癌症组织，是侵略性疾病，还是局限于肿瘤，并未扩散到其他器官。确定哪种类型肿瘤的唯一方法是什么呢？活体组织检查。这需要在头皮上切片，在颅骨上钻孔，并从大脑中取出组织。这有风险，但活体组织检查的病理报告对于确定最佳治疗方案至关重要。

由于人工智能在医学成像中的应用取得了进展，活体组织检查这种标准诊断法可以被列入野蛮手术的医学史目录中，如额叶切除术或古老的钻孔术。钻孔术是指出于健康原因，用电钻在人的头骨上钻出一个孔。（1970 年，一位英国妇女阿曼达·费丁在自己的头骨上钻了一个孔,以寻求更高的意识。[18]) 人工智能能够解剖肿瘤图像,在成千上万张其他图像中进行筛选,无须手术即可确定癌症类型。弗兰克说:"这种情况不会在明天发生,但可能会在 10 年后甚至更短的时间内发生。人工智能的一大特点是,它可以用放射科医生无法做到的方式来分析图像。"

例如,接受放射治疗的脑瘤患者可能会发生组织细胞坏死,亦即组织死亡,并在脑部留下小疤痕。在随后的核磁共振中,放射科医生可能会有新的发现,但无法判断它们是坏死的组织细胞还是新肿瘤。弗兰克说:"我们谈论的是毫米级——很小的事物,这足以引起人们的注意。让我们假设放射科医生发现了两毫米的组织,这些组织自上次大脑成像以来发生了变化。这是坏死的组织细胞还是新发肿瘤或癌症复发?即使放大再放大,放射科医生也无法察觉。"这意味着患者必须接受另一次有风险的活体组织检查。在不久的将来,人工智能医学成像和新兴的深度学习程序将能区分新的肿瘤生长和组织细胞坏死,从而避免不必要的手术(如果组织改变是由后者引起的话)。弗兰克认为,医学领域将越来越依赖人工智能。在放射科医生发送报告之前,他们会通过人工智能检测到人眼看不见的东西。"这将改变医学。"弗兰克说道。

这些进步可能会有代价。在商业世界中,这些进展会导致数百万劳动力被更高效的机器取代。那些被人工智能超越的放射科医生便是典型代表。"这是人与机器的对决。"弗兰克说,"我们创造了机器,但最终获胜的会是机器。在三四十年后,我们将不再需要放射科医生,或者放射科医生不会完全消失,但数量将大大减少。我们将更加依赖人工智能程序。"

我的观点是，业界领袖可以驾驭那些有望极大提高人类效率的进展，而非对"机器的崛起"感到绝望。相较于按部就班的传统公司，较早采用新兴人工智能技术的敏捷的公司可能会获得无与伦比的竞争优势。在自动化设备占主导的员工队伍中，不想变得过时的劳动者必须升级大脑的"软件"以保持同步。

全民人工智能

雷切尔·托马斯和丈夫杰里米·霍华德共同创立了 Fast.ai。雷切尔表示，并非只有技术专家、研究人员和医疗保健专业人员才能利用深度学习。[19] 这对模范夫妻以不同的视角来看待人工智能，正在打破这项技术的壁垒。"我们希望人们知道，即便他们认为自己没有合适的背景，没有亮眼的学历，或者因为数学而感到焦虑，他们仍有可能参与人工智能。"雷切尔说道。

两人鼓励各行各业的人以自己动手的方式进行深度学习，逆转行业趋势，对此我一点也不奇怪。几年前，我从澳大利亚的一位我们共同的朋友那里听说过杰里米。他告诉我，我必须见一下杰里米，他在做一些非常了不起的事情。我们最终于 2011 年在旧金山见面，旧金山是他和妻子目前的所在地，那真是感慨"世界真小"的时刻。原来他上的墨尔本顶尖男校离我就读的女校并不远。事实上，我俩乘坐同一条电车线路，并在同一站下车，前往各自的学校。尽管他比我大几岁，但我们很可能在某一时间乘坐过同一辆电车。我不会注意到他，因为那时，我对书的兴趣远比对男孩的兴趣大！

　　同一个圈子的两个人经过几番来回交谈之后，我意识到我们共同的朋友说得对。杰里米在高中阶段就是位居全州前列的聪明人之一，筹备着令人着迷的事情。他是哲学专业的学生，自学了编码，并开始在Kaggle（归谷歌所有的竞赛平台，任何人都可以在这个平台上练手，用机器学习来应对现实世界中的挑战）上主导比赛。在某一时刻，杰里米的排名上升，获得了竞赛的第一名。他非常优秀，最终被任命为Kaggle的总裁。

　　几年后，杰里米遇到了雷切尔，后者通过更为传统的方式进入了人工智能领域。作为数学博士，雷切尔曾在金融界担任过一段时间的定量分析师，之后转向了软件工程，并成为技术行业的数据科学家。开始探索人工智能领域时，几乎不可能找到很多实用的信息，她对人工智能领域的高度排他性感到震惊。"这是不必要的。"雷切尔指出，"我参加了一个聚会，业内的一位大拿在讲话，他发表了非常理论性的演讲。我在问答环节问了一个简单而实际的问题。他回答道：'那是肮脏把戏的一部分，没有人写下来。'他没有回答问题，而是传达了一个非常明确的信息，即如果你不在业界，没有人会将这些信息写下来，你也无法获得信息。"大多数深度学习技术都植根于学术界，学术界的目标是在顶级期刊上发表研究成果。雷切尔和杰里米都对从不同的角度来看待人工智能非常感兴趣。他们想找到使用深度学习的方法，以帮助解决现实世界中的问题，并使没有博士学历的普通人群更容易接触到和使用人工智能。

　　大约同一时间，旧金山大学成立了数据研究所，雷切尔和杰里米提议教授一门课程，只需要学习一年编码，不需要学习高等数学。人工智能领域的大多数课程都假设学生具有研究生水平的数学背景——这是大多数人的主要障碍。他们首次提议教授该课程时，甚至不确定是否可行。他们想知道："我们真的能够实现这一目标吗？"两人根据戴维·珀金斯《全局学习法》（*Making Learning Whole*）一书的原则制订了一个方案。《全局学习法》提倡向学生介绍全局知识，而不是在做有趣的事情之前先讲授零散的知识。雷切尔表示："我们希望让人们尽快用深度学习来解决问题，即便他们不了解背后的细节。同时，我们希望先让人们迷上使用深度学习的兴奋之处。"

情况正是如此。实际上，他们在课程的第二周就能让学生有效地使用应用程序。一名学生通过深度学习识别出了一只猫科动物是美洲狮、山猫还是其他动物。在课程开始的第一周，该应用程序就获得了"黑客松"的奖项。另一名学生用较小的数据集（大约40张图片），训练分类器以区分板球和棒球。还有一位加拿大的奶农，他想利用深度学习来确定山羊乳房的健康状况。乳房健康状况不佳是奶羊养殖业的一个重要因素，其导致的经济损失超过了其他因素。因此，尽早发现乳房感染非常有用。很难想象"象牙塔"里的研究人员会以乳房健康为研究主题。现在，这对夫妇在录制课程，世界各地的人们都可以登录并参与，甚至有学生从巴基斯坦和印度远程登录。

在雷切尔和杰里米看来，让更多具有不同性别、种族、地域等背景的人参与深度学习至关重要。该技术也产生了一些意料之外的负面结果。例如，麻省理工学院的研究人员发现，亚马逊的面部识别技术（被称为 Rekognition）有 31% 的时间将深色皮肤的女性误认为男性，对于浅肤色的女性，出错率只有 7%。[20] 这并非个例，并且反映出目前业内工作者同质化严重的不良倾向。缺乏多样性导致每个人都在竞相为同样的几个问题构建解决方案，他们无法想象科技行业以外的人正在尝试解决的绝大多数现实问题。

雷切尔表示，有关深度学习的部分事情令她感到恐惧，其中之一就是，人们在执行算法时没有到位的机制来捕获错误，出现错误时也没有有意义的上诉流程。她说："由此产生了一些令人毛骨悚然的故事。令我担心的是，大型科技公司似乎拥有过度的不受约束的权力，而且没有真正尽到责任。我们需要制定明智的政策和法规，在社会层面应对即将到来的巨大变化。"当大公司和政策制定者在努力解决这些问题时，杰里米和雷切尔继续传播着这样的信息，即人工智能适用于每个人，开发人员以外的普通人的参与至关重要。"我们需要你参与其中，因为我们需要具有各种背景的人，"雷切尔恳求道，"我们需要新闻记者、政治家和律师来理解人工智能的功能，他们的专业知识确实很有价值。"

对通用智能和人工智能安全的恐惧

"人工智能比核武器要危险得多。"在 2018 年西南偏南大会（每年在美国得克萨斯州举办的大型互动科技与艺术盛会）上，当被问及人工智能的未来时，埃隆·马斯克毫不讳言。[21] 尽管目前大多数人工智能设备的能力非常有限，但认为其可以整合各种能力，形成一种通用超级智能（在多个甚至所有领域都优于人类的认知功能和表现），这并不牵强。迫在眉睫的风险是，人工智能可能会被有意地设计成与人类作对，或者以造福人类的善良意图来发展人工智能，却通过无法预测的意外弯路威胁文明乃至我们的生存。包括无人驾驶汽车的推行者马斯克在内，尽管一些人担心人工智能会让我们走向悲惨的未来，但人工智能界的大多数专家并不这样认为。事实上，2016 年业内专家的调查显示，只有 5% 的人担心人类水平的机器智能会对人类造成极为严重的长期影响，如消灭人类。另有 10% 的人认为其将对人类产生净负面影响，45% 的人认为其将对人类产生良好或极好的影响。[22]

我希望，我们可以为人工智能设备注入植根于人性的智慧——让其能够理解情感、动机、价值体系和道德。如果能够做到这一点，人工智能就很可能会给人类带来益处。越来越多的科技界领袖正团结起来，利用他们的才智来促进人工智能安全，以此预防这些存在性的风险。贾恩·塔林正是其中之一。你可能没有听说过他与人联合创立的组织——存在性风险研究中心（Center for the Study of Existential Risk）和未来生命研究所（Future of Life Institute），但在 10 年或 20 年后，你大概会为此感谢他。你肯定听说过他作为程序员和物理学家对技术和通信界的另一项贡献：Skype。作为拥有每月 3 亿活跃用户和 10 亿下载量的通信工具的联合创始人，[23] 贾恩在科技界享有崇高的地位。2014 年，我在 Dialog 国际会议上与他会面。那是在犹他州圣丹斯山地度假胜地举行的仅限邀请、为期一周的智囊团会议，由天使投资人奥伦·霍夫曼和贝宝的彼得·蒂尔主持，150位全球领导人共同探讨可能改变世界的激进想法。忘掉多数会议上常见的小组讨论和主题演讲吧，在 Dialog 会议上，所有分会场讨论和小组讨论都非常热烈。

贾恩在会议上的发言引发了我的共鸣，因此，当他后来访问旧金山湾区时，我们计划共进晚餐。作为美食爱好者，我想带他去旧金山最好的美食场所，共同体验出色的餐厅美食。我很快了解到，这些安排只是为了满足我自己的口腹之欲，因为贾恩是那种根本不在乎什么时候吃什么东西的人，甚至不在乎是否吃东西。和贾恩一起吃饭让我不禁思考，我们一旦成为人机混合体，是否能够开启和关闭对食物、香烟、酒精和毒品等事物的渴望。就我个人而言，我永远不想放弃美食。在构思本章时，我想了解他的观点，因此，我安排了一次对他的访谈。[24] 他首选的交流方式是什么？当然是 Skype。

贾恩原本在家乡爱沙尼亚摆弄计算机，当时的爱沙尼亚仍在"铁幕"后面。他谈到了我们需要面临的人工智能的两大主要挑战。首先，确保以对人类有益的方式发展人工智能。其次，一旦人工智能开始自己开发下一代技术，确保它们不会偏离对人类有益的原则。在几年前的一次会议上，他将人工智能比作火箭发射。起初，你只是想获得足够的加速度来进行发射，但这少不了人工操纵，其中包括绘制其运行轨迹。重要的是，你必须在火箭起飞前完成绘制。因此，贾恩致力于在发射倒计时之前，帮助人工智能朝着对人类有益的方向发展。在存在性风险研究中心，他和同事正在与全球技术人员、政策制定者、业内人士和学者共同合作，制定预防和缓解策略，以减少这些新兴技术的潜在风险。

不可否认的是，如果人工智能的发展偏离轨道，其风险可能是灾难性的。贾恩说，思考一下我们所处的环境，你便能略知一二。在数百万年的时间里，进化塑造了我们的星球，但在最近的 10 万年间，尤其是最近的 5 000 年中，人类接替了进化，重塑了我们的环境。我们的城市和郊区中的几乎所有事物都是人脑的产物。"人类比进化更聪明，已经能够创造出进化无法实现的东西，如收音机。"贾恩指出。几代人以来，人类一直在塑造着地球的未来，但我们的影响力可能会逐渐减弱。在 5 年、50 年或 100 年后，情况可能会以我们无法预料的方式发生变化，而且变化会很大。这可能会给人类带来灾难，因为人类是生存环境参数范围非常狭窄的生物。他说："如果人工智能接管了环境，那么它很有可能会采取激烈的手段，如清除大气层。届时，温度可能升高 100 摄氏度，或降低 100 摄氏度。"因为温度对生物的影响远大于对人工智能的影响，所以人类将被消灭。

将人工智能与人类的价值观相结合，这对研发符合人类利益的技术至关重要。几乎和每个采访贾恩的人一样，我问他："我们谈论的是谁的价值观呢？"他提醒道，人类的共同点远超我们所想，我们都喜欢呼吸，我们所有人都需要吃饭（尽管像贾恩这样的少数人可以暂时不吃东西）。正如他常说的："我们都喜欢地球大约处于室温中。"[25] 但贾恩也承认，在整合价值观方面存在一个重大问题：我们不能简单地询问自身的价值观，因为我们所说的价值观可能并非我们真正的价值观。在第二章中，我们在脑电图市场研究中观察到了这种脱节现象，研究了消费者声称想要的东西和实际选择的东西有何不同。2017年，贾恩提议设计机制以"透明、稳健地整合国际社会对美好未来的看法"。[26]

在某种程度上，人工智能行业类似于所谓的"狂野西部时代"。与属于美国食品药品监督管理局监管范围的医疗和制药行业不同，计算机技术和人工智能行业并不受限制。在撰写本书时，没有任何法规可以阻止人们创造能够消灭人类的人工智能。当政府领导人开始理解人工智能的深远影响时，他们可能会试图遏制人工智能无节制的发展。在此之前，技术创新者必须自觉遵守某些伦理守则或某种"希波克拉底誓言"，以确保我们创造的人工智能技术将为人类的共同利益服务。

幸运的是，部分业界巨头正在迎接挑战。OpenAI是由埃隆·马斯克、彼得·蒂尔、微软和其他业界大佬或知名企业赞助的非营利性组织，拥有60名专职研究人员和工程师，他们的任务是构建安全的通用人工智能。该团队在其网站上表示："通过站在业界的最前沿，我们可以影响通用人工智能的创建条件。"[27]

他们并非唯一一个解决棘手难题并试图将人工智能的未来推向积极方向的团队。2016年，科技巨头微软、DeepMind、苹果、谷歌、亚马逊、脸书和IBM的人工智能研究人员联合发起了人工智能伙伴关系组织，以造福人类和社会。该组织（包括50多个成员组织、研究人员、学者、企业、政策制定者及其他利益相关者）致力于为人工智能研发最佳实践，增进公众对它的了解和认识，为讨论和参与人工智能提供开放包容的平台，并支持其善意应用。"通过与多个利益相关者紧密合作，我们可以解决人工智能与人和社会的交汇点上出现的重要议题。"微软研究总监兼伙伴关系的联合创始人埃里克·霍维兹说道。其共同创始人穆斯塔法·苏莱曼是 DeepMind 应用人工智能的负责人，他坚持认为："我们必须共同努力，使人工智能达到最高的伦理标准，并确保其具有我们都希望看到的广泛性和变革性影响。"[28]

在为期 5 天的 2017 年有益人工智能大会上，包括人工智能研究人员和不同领域思想领袖的与会者提出了一套指导方针。该会议致力于人工智能的最佳实践。[29] 阿西洛马人工智能 23 条原则（The 23 Asilomar AI Principles）解决了研究问题、伦理和价值观以及长期的关切，并为使全世界人民共同受益的人工智能提供了蓝图。[30] 截至 2018 年 12 月，已经有 1 273 名人工智能、机器人研究人员和 2 541 名其他人士签署了该原则，其中包括埃隆·马斯克、贾恩和已故的斯蒂芬·霍金等人。我最近也签署了该原则。有如此众多的技术专家和利益相关者签署协议，看来我们正朝着积极的方向前进。

人机结合的前景

每当我的朋友加里·弗莱克听到强大的人工智能所能做的事（似乎处于新智能水平的边缘）时，他总认为这些事比不上人机结合体所能实现的。和我们许多人一样，加里并不认同二元观点，即人工智能在未来要么摧毁人类，要么拯救人类。"人工智能的未来完全取决于脑机接口的前景，因为我相信人工智能浩劫和人工智能乌托邦不会发生。我们会迎来更人性化且更有趣的事情,"加里说道,"它将与人类密切相关。"

他以法律领域为例。假设我们拥有一种人工智能,它可以消化现有的全部法律知识,对先前的法律论据进行大量搜索,以找到最有可能胜诉的论据,且在几分钟内就可以完成,而不是像人类那样花费数天、数周甚至数月的时间。这听起来令人印象深刻,但这种人工智能的优势可能就此止步——它无法在法庭上为案件辩护。说服某个人相信某件事是真是假或是否可信,不仅基于提供一系列证据,还在于与人(法官或陪审团)进行反复对话。迅捷的法律人工智能可能会令部分法律研究人员失业,但不可能取代擅长提出令人信服的论点并赢得胜利的庭审律师。

相反,在人机结合的未来中,两个实体可以融合在一起,成为更加杰出的事物。"想象一下,你有一位优秀的律师,而超级人工智能作为顾问在他耳边提供建议,"加里说道,"他们可以做什么?"试想马修·麦康纳在《林肯律师》(*The Lincoln Lawyer*,根据迈克尔·康纳利的同名书籍改编)中饰演的米奇·哈勒,在他开场白的恰当时刻,相当于超级计算机的法律助理可以为他无缝提供案件报告。这将允许一位出色的律师无须费力就能强化其创造性论点。

我们可以重温一下之前提到的 2016 年生物医学成像大赛。人工智能在检测乳腺癌时准确率高达 92%,尽管它在两个类别中胜出了,但人类仍以 96% 的准确率超过了它。贝斯以色列女执事医疗中心研究员安德鲁·贝克介绍说:"最引人注目的是,当他们将人工智能和病理学家的努力结合在一起时,检测的准确率上升到了 99.5%。"[31]

人机组合超越了所有人。

随着人工智能的发展，它将继续征服各个领域，如医学领域的专家体系，包括解释核磁共振图像、根据病理报告检测癌症以及在症状出现之前诊断疾病。零售业、制造业和服务业都将采用某种形式的人工智能，在人工智能系统优于人类的方面解决部分劳动力问题。设想人类与人工智能合作的未来场景更令人兴奋。例如，游戏开发人员用人工智能创建能够响应玩家反馈甚至动态变化的精美游戏。"通过一个接口，人工智能可以访问我所看到的和听到的内容，随后它可以用谷歌眼镜和耳机等装置叠加上视频或音频发给我个人，"加里沉思后说道，"在这种情况下，我们将能够实现人类与人工智能的结合，届时我们看起来就像超级英雄。"

还记得第二章中的模拟宇航员苏珊·叶·杰威尔博士吗？她的任务是模拟火星上的生命，其中涉及记住应对紧急医疗状况的远程手术方案。有了人工智能的协助，她和其他机组成员或许不必记住任何内容。如果他们可以连接到人工智能版的救护技术员，后者可以看到并听到他们要查看的全部内容，在护理患者的过程中全程指导他们。人工智能救护技术员可以指导他们在何处施加压力、如何用虚拟手术刀切开皮肤、如何缝合伤口等。在更现实的层面，如果你在过一个节日，你需要一些人来帮你准备庆祝盛宴，那么你可以让烹饪专家瑞秋·雷、巴比·福雷或卢克·阮在你耳边低声告诉你食谱，从而使你的节日大餐色香味俱全。这种感觉叠加会让你觉得很自然，就像自身感官的延伸一样。

"未来，当我走进房间时，人们的头上就会浮起一些注解，提醒我他们是谁、我们上次谈论了什么，"加里说道，"我只要想，'啊，他们在哪家公司工作？'他头上就会出现相关注解。"更棒的是，这并不像机器人在回答加里的问题，而像是他的大脑一样，因为人与外界的互动方式和与人工智能的互动方式之间是无缝衔接的。我们将其视为人类机体的一部分。

还有一个例子。大多数商用飞机使用自动驾驶仪进行起飞和降落，并在飞行员的监督下处理起飞和降落间的所有操作。在加里看来，人类在未来就像人工智能系统的飞行员一样，人机组合比任何单一人工智能或个人都更加强大。人工智能将成为人类机体的延伸，你的大脑将发挥控制作用。当开发人员想出如何大规模生产人工智能工作者和顾问，并开始使用它们的时候，其副作用将是：产生了大量数据。正如语音到文本系统的情况一样，改进的加速进行将使我们达到一个临界点，这些"顾问"会成为我们的一部分，我们很快就会成为人与人工智能的结合体。

尽管听起来令人兴奋，但成为超强结合体的前景却充满风险：我们是否会过于依赖这种体验世界的方式，就像离不开智能手机一样，在与人工智能顾问断开连接时会感到不完整？我们是否会不愿意甚至无法脱离我们的机器顾问？我们的大脑是否会因为脑机融合而丧失执行一些已委托给人工智能的功能的能力？人脑的工作原则就是"用进废退"。例如，如果你每天积极练习法语，大脑中的神经通路就会得到强化，从而更加轻易地记住如何提问。下次到巴黎时，你如果需要使用洗手间，就可以直接用法语问："Où sont les toilettes？（厕所在哪里？）"否则，如果你来到巴黎，只是要求人工智能将你的想法翻译成法语，那么你的大脑实际上并没有学习如何说法语。拿走人工智能后，你在出行时就会遇到大麻烦。开发人员需要开始解决这些问题，以便将来我们可以将人工智能与生理大脑相融合，而非成为人工智能的奴隶。在不断追求人类进步的过程中，我们必须不断思考所希望的人脑演化是什么样的，同时必须在战略层面规划我们的发展路径。

第二部分
探索大脑增强的风险与伦理困境

第八章

所有大脑都很珍贵：

神经多样性为何可以成为最佳均衡器

●

在印度一个偏远的小村庄中（没有电，没有通信系统，也没有汽车和公交车），研究人员准备让一位女性村民戴上脑电图设备。[1]这位女性村民每天在附近的稻田里劳作，赚取 3.75 美元的辛苦钱，从未走出过村庄。她惊恐地看着这个现代设备，问道："这会伤害我的头吗？"

研究员萨西什之前就听过这个问题。实际上，他早已听过很多村民的类似询问，这些村民在看到脑电图设备时变得焦虑不安。

"这会让我头疼吗？"

"这会让我触电吗？"

他向这位女士保证头戴设备不会造成疼痛，并解释说，她所要做的就是安静地坐着，让思绪自由驰骋。萨西什轻轻地调整妇女头上的电极阵列，并开启设备以读取和记录其脑电波。这位村民不知道会发生什么，就按照萨西什所说的做。她闭上眼睛，安静地坐着，开始幻想。这名妇女只是同意参与开创性研究项目的近 50 个定居点中的数百位印度人之一。这项研究由非营利性组织智人实验室（Sapien Lab）发起，旨在研究世界各地各行各业的人的神经多样性，其研究对象包括从偏远的小村庄到市中心的人，其日均收入从不到 1 美元到 400 多美元。这项研究的结果揭示了现代化对人脑的深远影响，并表明生活在无电状态下的村民的大脑与市中心的白领专业人员有着根本差异。这凸显了在脑机革命中，研究人员和大脑强化创新者必须采取"所有大脑都很珍贵"的立场。

正常得坚不可摧

什么是正常？就大脑而言，这很难说。尽管大脑的主要生理结构是一样的，但每个人的大脑连接方式都会受到其生活经历的影响。大脑的神秘褶皱和数以万亿计的连接就像地球上 75 亿人拥有 75 亿种个性一样。

然而，几十年来，神经科学研究采取了一种令人震惊的狭隘方法。75% 以上的人类神经科学研究在美国和西欧进行，主要针对受过大学教育的学生。[2] 神经科学研究在动物群体中很大程度上忽略了雌性。这一偏见有两种形式：未将雌性纳入研究范围，以及忽略了实验中使用的大鼠或小鼠的性别构成。这种情况正在慢慢改变。2017 年，一组研究人员审查了 6 636 篇涉及大鼠或小鼠实验的文章，发现越来越多的研究开始报告其性别构成。[3] 尽管报告性别构成的研究比例从 2010 年的 17% 上升到 2014 年的 35%，但在此期间，仅使用雄性大鼠或小鼠的研究比例从 31% 跃升至 40%。相对较少的研究展示了因性别而异的发现，关于跨性别者或非二元性别者的研究则更少。

尽管关于大脑性别差异的研究仍不充分，但 2014 年的一项分析表明，女性额叶中的某些区域（涉及执行功能、冲动控制和决策制定）较大，而男性的其他区域（与恐惧、愤怒和空间知觉相关的区域）较大。[4] 一项研究表明，对女性来说，在 80 个受测的大脑区域中，有 70 个大脑区域的活动更多，这表明女性的大脑往往更忙碌。[5] 这些差异究竟是因为什么，目前仍在激烈争论中。我认为，这表示男性和女性的大脑具有同等的才智和能力，只是连接方式不同，因而他们解决问题的方式也不同。

但性别之间的神经多样性很重要。大规模地研究大脑，或许有助于我们理解性别为何天生会影响某些与大脑相关的疾病和精神疾病的发生。它还可以解释为何男性和女性表现出了不同的疾病症状，如在多动症和抑郁症中。在男孩身上，多动症的一个标志是过度活跃，难以静坐。然而，患有多动症的女孩更可能表现出注意力不集中或更频繁地哭泣。当你认为男孩被诊断为多动症的比例是女孩的 3 倍时，有人可能会问：会不会是因为医生和父母疏忽了不同性别的症状差异，导致部分女孩未接受诊断？发表于 2017 年《儿童神经学杂志》（*Journal of Child Neurology*）的一项研究表明，患有多动症的男孩和女孩的小脑较小，该区域与注意力相关。[6] 但具体是小脑内部何处体积较小，男孩和女孩的情况又有所不同。脑成像能否成为诊断"心理"健康状况的未来？它能否通过更客观的方法来诊断男性和女性，从而有效地弥合部分疾病的性别差异？

同样，研究人员发现，在抑郁症方面，男女大脑之间也存在差异。[7]女性抑郁症的诊断率是男性的两倍，[8]同时，不同性别的症状也有所不同。女性更有可能表达通常与抑郁相关的悲伤，而男性则可能表现出愤怒或攻击性。女性真的更容易患抑郁症吗？还是因为症状不同，或者因为男性不太可能谈论自己的感受或在情绪问题上寻求帮助，因而没有被诊断出来？对大脑的深入了解，可以帮助我们回答这些重要问题，从而更有效地诊断和治疗病人。

在医学研究中，女性的代表性历来不足，这也意味着大部分脑部疾病和精神疾病药物是基于男性大脑的。[9]对女性大脑的进一步了解可能会带来针对女性大脑设计的更有效的新疗法。尽管科学界一直在努力使更多女性参与临床试验，[10]但实际情况是，研究人员在很大程度上仍从一小部分现有大脑类型中收集数据。仅研究小部分人群的神经元、轴突、树突和突触会有风险：在开发周期中，技术创新者可能会无意间加深偏见和不平等，最终影响其大脑增强产品。

为减少这种风险，我们需要了解神经多样性的整个范围，我们需要研究非洲、拉丁美洲和亚洲的儿童、女性和男性的大脑，我们需要研究小村庄以及城市环境中人们的大脑，我们需要探索发育中的大脑和衰老中的大脑，我们需要研究整个激素周期中女性的大脑，我们需要研究全人类。这是一项艰巨的任务，但我们正在取得进展。

智人实验室创始人兼首席科学家塔拉·贾加拉真的使命是实现这一目标。我一直在为该项目提供脑电图设备和软件，她则为在全球开设 100 个神经实验室以大规模研究人脑奠定基础。研究从世界上最小的乡村到城市地区的人们的脑电波，这一激进的概念正在业界引发轰动。在 2017 年 SharpBrains 虚拟峰会（神经技术创新者的创智赢家）的首届大脑创新竞赛中，智人实验室荣获"利用大数据的最佳大脑创新奖"。该届年度峰会聚集了大脑健康和性能领域最前沿的思想家、专家、创新者和投资者。仅 2017 年的这一活动就吸引了来自 23 个国家的 250 多位先驱。实际上，正是通过这次峰会，承蒙 SharpBrains 首席执行官兼总编辑阿尔瓦罗·费尔南德斯的好意，我被首次介绍给塔拉。费尔南德斯恰好也是全球青年领袖以及世界经济论坛人类强化未来理事会的成员。身材瘦长的黑发女人塔拉崇尚简单和事实胜过毫无意义的闪光灯，这令我耳目一新。在这个男性主导的领域，很少会遇到另一个帮助我们走进脑机革命的女性，这可能是我们一拍即合的一个原因。

作为倾向于前往人迹罕至之处的冒险家，塔拉曾经仅以小米和根茎为食穿越廷巴克图。无论是在世界上最繁华的城市参加会议，还是在远方的茫茫荒野中独自行走，她都能泰然处之。她会追踪自己的卡路里、水摄入量、睡眠、运动乃至精神消耗（阅读量和上网时间等），以评估其对自己生产力、情绪、注意力和代谢系统的影响。追踪结果表明，她在不吃糖和不用社交媒体时表现更好。考虑到她拥有数学学士学位，以及西北大学凯洛格商学院的 MBA 学位和斯坦福大学的神经科学博士学位，她喜欢测量事物也就不足为奇了。塔拉已经在斯坦福大学的实验室、班加罗尔国家卫生研究院和国家生物科学中心工作多年，根据大脑信号（如皮质电图和脑电图）构建算法，以了解其含义。在她所有的精神动力中，真正吸引我的是她致力于理解所有大脑的精神，以及在协作平台上分享神经科学研究的承诺。我很愿意发挥些许作用，帮助她实现目标。

如果只看她的履历，你可能会认为塔拉本该沿着原来的路径，抵达学术界圣殿的实验室中。但是，这位超级女性过着另一种生活，她把时间分散在美国最受尊敬的机构之间，同时建立了一家由她的已故父亲在印度发起的小额贷款公司。她将小额贷款公司发展为一家拥有 2 500 多名员工的公司，迄今已向两万个村庄和城镇的低收入群体提供了 3 亿多美元的小额贷款。这些农村地区的客户群体的识字率和受教育水平较低，而且没有电子足迹——没有手机和互联网踪迹。在塔拉进行研究和做生意的过程中，她意识到，神经学家认为的人类行为的许多范式并未在这些领域发挥作用。"在斯坦福大学和印度小村庄开展神经科学研究有很大的差别。"在讨论智人实验室和进一步探索大脑多样性的必要时，她这样说道。[11]

塔拉想深入了解这些贫困的生态系统中人们的大脑活动和行为，其数学家的头脑难以抵挡对量化事物的渴望。她在公司内部建立了一个小型实验室，以研究其农村客户群，并了解农村环境中的大脑活动和行为。当时，她最初的目标是了解经济结果的驱动因素。因此，她组建了一个团队，开始收集和分析各种数据。团队中的一名成员提出一个建议："为什么不测量他们的大脑活动？"于是他们开始研究认知指标。

正是这些激动人心的顿悟时刻改变了一切。灵光一闪，塔拉明白了如何将其神经科学知识与想要了解这些贫困顾客的干劲结合起来。

正是在那时，她因为 EMOTIV 的脑电图头盔主动和我联系。她想要一种价格合理且便携的大脑测量设备，以便在调研中使用。我认为这一想法引人入胜，作为在难民社区中长大的人，这个项目引起了我的共鸣。许多难民收入水平较低，其受教育程度在新的国家不被认可。我记得我在母亲开办的资源中心帮助过的一些越南难民，我想知道他们大脑的脑电图会是什么样的。我为能够把一些脑电图头盔和软件送给塔拉，从而参与智人实验室的人脑多样性项目而激动不已。

有了这些设备后，塔拉的团队拜访了印度的几个村庄，并对大约 50 个人进行了初步记录。之后他们前往城市，记录受过大学教育的白领专业人士的脑电波。看到结果后，塔拉震惊不已。"哦，天哪！"她回忆道，"开始研究大脑活动时，我们发现，两组人群的脑电波有着根本差异。我原本预期的是大体相似、略有不同。我已经研究了许多生物系统，你看这两组数据，你会发现差异很小。"正如她所说，科学家通常试图确定他们注意到的细微差异是否具有统计意义，但这种情况全然不同——"两组脑电波的分布几乎没有重叠，差别非常明显。"就在这时，她突然想到：神经科学家（乃至整个世界）对人脑的看法缺乏大多数人的数据，因此是有偏差的。

内心的反叛意识让她反对小样本量研究的典型的神经科学做法，她打算摒弃对受过大学教育的西方人开展大脑研究的长期偏见，试图找到一种方法来克服数据缺乏标准化的弱点。她已准备好颠覆这些领域的现状，但她内心深处的分析精神敦促着她确保这项研究能够达成最严格的科学标准。首先，她需要扩大研究范围。为此，她需要一种可以现场使用的价格合理的工具。便携式脑电图设备（EMOTIV 的 EPOC）能否胜任这一工作？作为在学术实验室工作的神经科学家，塔拉已经习惯了功能强大的、临床级的、价值 5 万美元的脑电图设备。她想知道"799 美元的设备，能够可靠地测量什么，不能测量什么"。她开始根据临床模型对便携式设备进行测试，注意到某些测量模型在便携式设备上非常有效，如工作记忆、模式识别和快速回忆等，同时排除了其他测量模型。

这催生了"人类大脑多样性计划"，研究人员也开始着手研究。先前介绍的萨西什等研究人员访问了印度南部泰米尔纳德邦 48 个不同规模、偏远程度各异的定居点。这些定居点既包括只有 300 名居民、没有电力或机动交通工具的村庄，也包括拥有 500 万人口和各类现代技术设施的大都市。他们测试了 400 多位年龄在 21 岁到 65 岁的人士，其年收入从 300 美元到约 15 万美元不等。一些人没有接受过正规教育，另一些人则是大学毕业。一些人从来没有走出过村庄，另一些人则多次前往国外，游历广泛。每个人都允许研究人员将脑电图设备放在自己头上，随后闭上眼睛，开始随意遐想，设备则同时记录他们的脑电波。

实地进行神经科学研究存在一些不足，往往会有无菌实验室环境中不会产生的挑战。例如，在最偏远的村庄，居民通常用草药粉（而非大多数西方人使用的洗发水）洗头，随后像西方人使用凝胶一样，涂上椰子油或其他油。这些洗头油会阻碍脑电图设备获得准确的记录。最终，研究人员会给志愿者发放小包洗发水，并附上使用说明。在志愿者充分清洗头发后，他们被要求第二天再去参加实验。

这样就解决了油性头皮问题。

智人实验室总部获得了大量数据，团队人员将这些记录对照志愿者的生活环境，获得了空前的发现。例如，脑电图的某些特征在全球人口中的变化差距巨大，这表明并没有所谓的"正常大脑"。研究团队发现，生活环境和大脑活动之间有着极为密切的联系，以至塔拉坚信，如果不考虑生活环境，人们就无法研究大脑。"与心脏和其他器官不同，大脑是依赖经验的器官。从出生起，我们的心脏就以同样的方式跳动；从出生起，我们的肺部就以同样的方式呼吸。但大脑则不然，其出生时的运作方式与成年时不同，它会根据你所处的环境和环境的刺激而发展，"她评论研究结果时说道，"你可以清楚地看到这一点。"收集到的数据流显示，大脑活动的基本复杂性与接触现代化的要素、受教育水平以及塔拉所说的"地理足迹"（人的游历程度）成正比。

最令人震惊的单项发现是什么？长期以来，神经科学家一直认为的典型的人类大脑节律——α 振动——在偏远村庄的村民身上几乎检测不到。α 振动也被称为伯格波，以脑电图先驱汉斯·伯格的名字命名（第二章中有所提及）。汉斯·伯格于 20 世纪 20 年代首次发现了 α 波。自其里程碑式研究于 1929 年发表以来，α 振动就被誉为人类的主要脑电波模式，反映了最基本的认知过程。[12]"在西方神经科学研究中，当受试者闭上眼睛时，你就可以看到这一大脑节律。每个人都有 α 振动，而且非常明显。"塔拉指出。但其发现清楚地表明了相反的情况："在那些位于偏远村庄、无法接触技术的人身上，你根本检测不到 α振动。"智人实验室的研究并不表明这些人身上不存在 α 振动，只是没有达到设备可以检测到的水平。这颠覆了关于大脑基本活动的最基础的长期信念之一。如果我们认为正常的大脑基本活动在某些人群中并不存在或无法被检测到，那么还有哪些关于人脑的信仰不能适用于全人类呢？人脑的哪些方面会受到生活环境的影响？

智人实验室的塔拉团队仔细查看了数据，以了解收入如何影响大脑活动。毕竟，收入是一个人旅游、接受高等教育和购买科技产品的基础。世界银行的数据显示，全球贫困线为每天收入 1.9 美元，约有 7 亿人生活在全球贫困线以下，[13] 他们缺乏足够的能量补给，生活堪忧。塔拉表示："但是，当从大脑的所有动态特征来看认知均等时，我们可以从测量结果中发现，人们的日均收入需要达到30美元，才能负担提升认知复杂性的成本。"身为分析员，她很快就算出，地球上有数十亿人的收入低于这一水平，这意味着数十亿人的大脑功能与受过大学教育的西方人的大脑完全不同。

寻找新的正常标准

这些惊人的发现令塔拉感到震惊。在美国和欧洲的学术实验室中对大学生进行的小样本量研究仅对 10% 的全球人口有意义。[14] 对于理解全球范围内人脑的奥秘来说，这是严重不足的。这并不合乎情理。"全球大多数地方的脑活动情况没有得到反映。"塔拉指出。

这些数据推动了智人实验室在全球发展中国家和偏远地区扩展人脑研究的努力。但在缺乏训练有素的神经科学家或昂贵设备的情况下，如何在这些地区推动神经科学发展呢？塔拉制订了一项计划，在亚洲、非洲和拉丁美洲培育神经实验室——不需要有神经科学相关经验！智人实验室将为研究医学、社会学和公共卫生的现有实验室提供必要的设备、教程和工具，以期快速、经济、高效地开始调查这些地区人群的大脑。

以纳迪亚·贾斯泰尔为例，她是一位心理学博士，其实验室位于阿根廷布宜诺斯艾利斯，主要研究情感、记忆和音乐之间的联系。她与智人实验室合作，成为其首批神经实验室之一。通过加入脑电图，这位心理学家的团队可以将某些大脑活动与其心理学研究成果联系起来。塔拉表示，来自阿根廷的初步研究结果与印度的研究结果相似，即大脑活动取决于生活环境。在阿根廷，不通电力的山区部落也表现出了与印度偏远村庄的居民相同的大脑活动。她表示，这些只是初步发现，但它们表明，所观察到的基本差异不仅为印度独有。

阿根廷的实验还证明，智人实验室与从未进行脑电图和神经科学的实验室合作，并迅速将其转变为富有成效的神经科学实验室这一计划是有效的。其他神经实验室也在卢旺达、苏丹和巴西宣告成立，还有更多的神经实验室会相继设立。我迫不及待地想看到这些代表性不足的地区的研究，并希望找到用以提升人类的方法，影响神经技术发明者和人工智能开发人员对待工作的方式。指出大脑的功能差异已经相当了不起，但更大的问题是，对此我们该怎么做？财富的大规模再分配是不可能的，尽管在世界各地的农村地区发展微型电网的努力正在进行之中，但对许多偏远地区而言，电力可能不会很快出现。那么，如何确保不同人群的认知均等呢？

塔拉在世界各地推动开设神经实验室时，还利用自己的数学能力来改进脑电图的分析范式，使其更有效地适用于这些研究。在学术实验室工作的几年中，她对植入猴子和其他动物头骨内的电极的数据进行了研究。多亏了这些电极，来自动物大脑的信号才清晰而强烈，研究人员才能利用计算机创建复杂的方法以分析这些信号。另外，脑电图的分析范式创建于20世纪30年代，并延续了数十年，当时计算机还没有问世。头皮的信号强度或清晰度与在脑部直接植入电极的强度或清晰度不同。作为在这个领域工作了10多年的人，我知道脑电图技术停留在过去，毫无变化。我们设计了一套新的分析方法，以增强其测量能力，塔拉也在做同样的事情。这样一来，神经实验室就可以收集更多的可行数据。

新型智囊

加强神经实验室以研究不发达地区的当地人群，这是朝着更包容地对待人类大脑多样性方面迈出的重大一步。但是，如果调查结果仅限于当地居民，在偏远地区收集数据能有多大益处呢？开放数据以便研究人员了解全球范围内的研究成果，这难道不是更好吗？

塔拉敏锐地意识到，大部分神经科学数据集仍局限于学术界和实验室中。是的，研究人员会发表其发现，但他们通常不会将其数据集提供给其他科学家使用，这在很大程度上是因为这些文件是用专门的软件创建的，且平台不允许共享。可悲的是，有关人脑的大量珍贵原始数据被隐藏在计算机中，积聚着虚拟的灰尘，并没有被充分利用。这阻碍了科学家复制实验结果的能力，造成了所谓的复制危机，而该能力对于强劲的科学进展至关重要。现在情况终于开始有所变化了。

华盛顿大学的一组研究人员希望通过使实验数据更易于共享，实现神经科学的民主化。威斯康星大学团队在 2018 年《自然通讯》的一篇文章中详细介绍了他们开发的一款开放式浏览器，以便其他研究人员利用他们关于中枢神经系统的大数据研究成果。[15] 科学家可以在任何网页浏览器上运行这种工具，以显示、分析、上传和共享用磁共振弥散加权成像得出的神经学数据。其自动光纤束量化浏览器（简称 AFQ 浏览器）可公开访问，无须任何专用软件，只需要一台电脑和互联网即可。该论文写道："AFQ 浏览器促进了探索性的数据分析，利用先前发布的数据集推动了新发现。"

同样，一个由科学家、研究人员、工程师、艺术家、设计师和创新者组成的社区创建了一个名为 OpenBCI 的开源脑机界面。该行动已经为 60 多个国家的研究人员以及对生物传感和神经反馈感兴趣的人提供了必要的硬件、软件和其他工具，包括可提供高质量记录的 3D 可打印脑电图设备。这个社区背后的人们认为，我们要了解自己是谁以及大脑是如何工作的，唯一的方法就是进行大规模协作。OpenBCI 网站上写道："只有（而且应该）通过由不同背景的人群构成的知识共享和协作努力的开放论坛，我们才能有所发现。"在社区论坛中，人们可以分享自己的项目并向他人学习。这种类型的协作平台正在扩展我们的能力，以利用大数据增进对人脑的理解，利用这些数据构建更好的神经技术并迅速加以改进。塔拉的智人实验室也在与一个名为"大脑基地"的网络平台加强协作。

全球共享平台可能带来的非凡发现令人难以置信，但塔拉认为这个概念会遇到一些小问题：如何在不侵犯隐私的情况下共享数据？她看过从匿名数据中重新识别个体的报道。在 2015 年的一项轰动性调查中，哈佛大学数据隐私实验室的负责人、《技术科学》（Technology Science）的编辑拉坦亚·斯威尼测试了患者被重新识别的可能性。她将研究重点放在华盛顿州，该州是美国可以合法共享或出售匿名患者数据的 33 个州之一。利用报纸上有关交通事故、斗殴和其他导致当事人需要去医院就诊的事件的文章，斯威尼能够将新闻报道中的 81 个当事人中的 35 个（占比 43%）与该州发布的匿名信息正确匹配。[16] 2018 年，斯威尼和一组研究人员对缅因州和佛蒙特州的匿名患者数据进行了类似的测试。借助从当地新闻报道中收集到的信息，他们将媒体报道过的 244 个人中的 69 个（占比超过 28%）与缅因州医院的数据进行了匹配。在佛蒙特州，他们将当地新闻报道中的 16 个人与医院记录相匹配，占总人数（47 个人）的 34%。[17] 令人不安的是，与新闻报道所描述的事件相关的医院记录有时会包括与事件无关的诊断，如糖尿病、抑郁症、焦虑症、酗酒、滥用药物甚至家庭暴力史等内容。公开此类信息会对被识别的个体造成许多潜在危害。斯威尼的研究表明，需要对匿名数据采取其他保护措施，以防止当事人被重新识别。

考虑到这一点，塔拉试图预测并回避与开放式数据库相关的任何未来风险。她考虑的一种可能的解决方案是使数据可访问但不可下载。相反，研究人员可以搜索数据库，根据特定条件编译数据集，随后在“大脑基地”上进行分析，而不必掌握所有数据。“这样，你无须实际查看每条记录，就可以得到结果。这是一种在不损害任何人隐私的情况下开放访问的方式。"她说道。我希望其他神经科学实验室也能注意到这一点。试想一下，汇集海量大脑数据以供最聪明的科学头脑使用，这将具有多大的价值！

从现在开始

了解全球人口的大脑功能比以往任何时候都更加重要，包括老年人、女人、儿童、男人、城市居民、偏远村庄的居民、受过高等教育的人和没有受过教育的人、富裕的人、低收入的人和穷人等。人类社会的未来取决于我们的认知能力。从本质上说，下一代的工作将越来越技术化。患有神经系统疾病的人数将会激增，向人工智能的跨越需要对大脑功能有深刻的理解。大脑是我们人类未来的关键。

因此，有远见的领导者于 2013 年启动了 BRAIN（通过创新神经技术以推动大脑研究）计划，以加深我们对宇宙中最复杂实体的理解，并促进下一代神经技术工具和系统的发展，以重塑我们防治疾病的方式。这个具有深远意义的项目鼓励科学家、工程师、医生和政府机构跨领域、跨行业、跨地理界限进行协作，以扩展我们对最终领域——大脑的了解。在美国，国防部高级研究计划局、国家卫生研究院、国家科学协会等机构和智能高级研究项目活动 [18] 正在为该项目投入大笔资金。在该计划的前 5 年中，仅美国国家卫生研究院就为 500 多名科学家的研究投入了近 5.6 亿美元。[19] 由于新的成像工具能够显示实验动物的神经元之间的实时通信，研究人员已在绘制大脑内部工作原理方面取得了重大进展。独特的公私合作伙伴关系允许科学家与开发神经技术的公司相结合，正在加快新型神经疾病治疗仪的交付速度。正如第五章所述，这些设备（如凯文·沃威克植入的"脑门"阵列）使我们进入了一个脑机接口设备的时代。预计到2026年，BRAIN计划将继续深化我们的理解，并提供有望治愈疾病和增强我们能力的新技术。

　　全面了解人脑的多样性，主要是为了确保我们创造出有益于全人类的新技术和人工智能，而并非仅使一小部分人受益。大规模研究人脑的另一个主要原因与大脑健康有关。"进行年度体检时，医生会听你的心脏，听你的肺部，但没有人会听你的大脑，并告诉你大脑状况还可以。原因是没人知道该说些什么。什么是还可以？"塔拉问道。困难在于没有相应的标准：我们不知道大脑的正常状态是什么样子，我们才刚刚开始理解不同人群的大脑活动情况。在这种情况下，对大脑进行健康检查会有什么效果呢？那些与阿尔茨海默病有关的缠结和斑块，尽管在阿尔茨海默病患者中可见，但这些症状在大脑中的存在并不是预示某人会出现记忆力衰退的可靠指标。医护人员将如何处理这些信息？塔拉预测，这些大规模数据集将彻底改变大脑健康领域的游戏规则，从基于症状的抑郁症、注意力缺陷多动症和自闭症等的诊断转向生理定义。

所有人都很重要

　　尽管想到《星球大战》般的进展令人着迷，如可以防治脑部疾病并将认知能力提升到我们祖先难以想象的水平，但同样重要的是，要考虑人们是否可以很容易地获取这些技术。同时，研究所有大脑以更好地为正在开发的新技术提供信息也至关重要，我们必须确保这些强化大脑的创新技术能够使所有人受益。我们如何防止一小部分富裕的人垄断这一收益？我们如何避免神经精英阶层的产生或延续？我们如何确保大多数人不被边缘化？我们如何使脑机革命成为出色的均衡器，而非扩大差距的力量？

塔拉认为，了解全球不同人群的大脑是研发造福所有人的技术的第一步。她并非唯一持这种观点的人。旧金山大学神经科学家比尔·博斯尔也认为，如果我们希望更多人获得医疗服务，那么医疗保健领域就需要大量数据。虽然许多神经科学家喜欢用昂贵的大型机器（如功能性磁共振成像）来研究少量大脑，然后通过机器或统计学习方法来发现数据中的模式，但比尔更喜欢可以用于医生办公室或社区卫生中心的实用工具。那些花哨的成像机器怎么样呢？比尔说，它们不适用于临床。"试想一下，当你去医生那里做例行检查或带一个婴儿去做常规的健康检查时，医生会说'哦，顺便一提，额外进行的 45 分钟的检查会花费 2 000 美元，每次检查时都得做'，"他补充道，大脑检查应该更像是测量血压，"无痛、轻松、简单，只需一分钟就能完成。"在他看来，我们要在日常护理过程中实现整个生命周期的大脑监控，这样的大脑成像工具才是我们所需要的。比尔研究的重要内容是开发脑电图的新用途，把它作为监测心理健康和认知功能的工具。

为了使常规的脑部健康检查有效，我们需要用塔拉尝试积累的所有数据来显示特定环境下大脑的正常情况。我们需要不同年龄和性别的人群的大脑数据。正如第六章所述，我们需要检测神经系统疾病的模式，我们需要为全球人口提供访问必要数据和工具的权限，而不仅是富裕国家或个人。以自闭症为例，在美国，自闭症通常在4岁左右被诊断出来。但根据美国疾病控制与预防中心的说法，在医疗服务不足的人群中，自闭症儿童通常在6岁左右才被确诊。他们根本无法获得同等水平的医疗保健，因此错过了早期干预的窗口期，导致了更糟糕的结果。比尔认为，正在开发的技术——儿科脑电图设备将成为社区诊所能够负担得起的解决方案。

比尔正在研究的新兴技术也有助于缩小全球医疗保健水平的差距。他一直在与肯尼亚和南非的儿科神经学家合作，在这些地区，技术有望发挥重大作用。"在非洲，即使可以控制大部分癫痫病例的药物较为廉价，也有80%的癫痫患者无法得到治疗。成本不是问题。"他说道。是什么让他们无法获得药物？比尔认为，他们没有足够的神经学家来诊断癫痫："我们不能让社区卫生工作者分发癫痫药物。它们是强力药物，如果不知道真正的症结，我们不会轻易将药物交给别人。"技术可以改变这一点。"如果我们将脑电图设备连接到算法上，准确判断一个人是否患有癫痫病，那么即使是经过简单培训的社区卫生工作者也可以做出诊断并为患者配药。有一种便宜而简单的解决方案可以影响数百万人，并为他们提供所需的药物，"比尔指出，"我们很快可以做到这一点。"

在撰写本书时，我采访过的很多创新者、科学家和技术专家在研发技术时始终牢记可普及性。第一章中提到的神经科学家亚当·加扎利也认同这一观点，他是阿奇利互动实验室的首席科学顾问，该实验室正在开发用于治疗多动症和其他脑部疾病的闭环治疗性视频游戏。"我认为医疗系统的最大挑战之一是药品价格过高，且有很多副作用。这些情况降低了全球可及性，加剧了不平等问题，"亚当说道，"我希望最需要药物的人能够得到治疗，不论其社会经济地位如何或身处何处。我非常希望拥有真正的全球性治疗方法。"[20]

同时，改善获得治疗的途径也是启发 Mindstrong 的汤姆·因瑟尔开发心理健康手机应用程序的一个主要动力。"在心理健康方面，我们做的大部分事情都不是外科手术，它不一定需要实体。因此，很多事情都可以远程完成，包括心理治疗和诊断方面，"汤姆说道，"考虑到这一点，你会想'啊，这或许是一个技术能够真正转变的领域，并且可以解决可及性和质量问题'。"[21] 他提到，部分公司已在使用技术来创建网络平台，提供匿名互助和其他全天候帮助。"它们每月的用户有数百万人。实际上，那些非实体公司所服务的人群有超过 80% 不在医保系统中。"汤姆认为，在心理健康领域，技术有望彻底改革诊断和治疗方式，并打破普及障碍。

聚焦超声波基金会的尼尔·卡瑟尔多年来同样热衷于通过突破性的疗法来改善获得治疗的途径。"第一，这将为目前尚无治疗方法的患者提供治疗。第二，这有望为神经系统疾病提供更有效、更安全的治疗。第三，它将降低护理成本，"尼尔幽默地补充道，"主要就是这些。"[22] 光晕公司的布雷特·温盖尔期望其经颅直流电刺激耳机的价格随着时间的推移而下降（所有新技术的价格通常都是如此），这将增加人们获取它的机会。更重要的是，他看到了其作为医疗设备的潜力。目前，作为一种医学疗法，经颅磁刺激涉及一种价值 6

万美元的设备，患者需要去诊所就诊，坐在类似牙医的椅子上，由医疗保健专业人员安排所有的电极和电线。这一过程非常精细且耗时。温盖尔指出："电刺激这样的技术之所以是治疗民主化的重要部分，是因为你最终获得了一种可带回家的易于使用的产品。""有了这样的产品，你就摆脱了地理条件的束缚，无须前往距家几英里的诊所，这对残疾人士很方便。"[23] 他将家用电刺激医疗设备视为增加全球医疗服务不足地区治疗机会的一种方式。

失明且瘫痪的耐力运动员马克·波洛克就是一个很好的例子。他通过机械外骨骼和电刺激，突破了极限，重新实现了双腿的自主移动。"作为接触许多这类事物的人，的确，我做的这一切对我而言是好事，但我一直问自己，我们如何才能将这些出色的干预措施从实验室推广到诊所中去呢？"温盖尔问道，"美国有很多人无法获得任何医疗服务，甚至没有轮椅。我们如何设法使这项'技术'廉价可得？如果不是针对个人，我们如何为欧洲的国家卫生服务或美国的保险公司提供商业案例？"[24]

在我的公司中，开发技术时会始终将这些问题放在首位。我们的使命是制造廉价易得的产品，普及脑部设备。从商业角度来看，我们发现，对99%而非1%的人进行市场营销，可以抵消技术的研发成本。只有让每个人都能享受到技术带来的好处，我们才能真正释放大脑的潜力。当世界各地的每位老师、每个学生、每位发明家和修补匠都能利用大脑的强大资源时，我们将见证新应用、新知识和新发展的爆炸式增长。当这项技术掌握在数亿而非数十万人手中时，革命性变革将在全球真正开始。

第九章

思维转变：
塑造未来脑机革命的伦理和政策

•

2017 年 11 月，当走出迪拜机场时，我迎来了 32.2℃的高温天气——相比我所习惯的凉爽、潮湿、多雾的旧金山天气，这里简直可以说是闷热、压抑，但还没到几个月前 46℃那般令人难以忍受。尽管天气酷热，我还是喜欢游览这座超现代的城市，它就像一个观察未来的望远镜。迪拜不仅是世界上最高建筑物——哈利法塔所在地，全球最高摩天轮也正在建造中。我早早探访了迪拜的未来博物馆，该博物馆是未来创新的独特孵化器。

虽然这些标志性建筑令人大开眼界，但真正吸引我的还是似乎无法完成的科幻项目。例如，阿拉伯联合酋长国在筹备《星际迷航》（*Star Trek*）般的星际旅行，并计划在火星上建造第一个城市，作为火星 2117 项目的一部分。[1] 在登陆火星之前，他们打算在沙漠中建立一座 190 万平方英尺的火星科学城，这是一个令人难以置信的太空模拟项目。² 你可以将其视为超大型的模拟任务，正如第二章中的苏珊·叶·杰威尔博士所做的一样。迪拜的其他未来主义尝试还包括超环路列车和像动画片《杰森一家》（*The Jetsons*）中那样的飞行出租车。

这回，我在迪拜参加了全球未来理事会的年度会议。近一个月前，阿拉伯联合酋长国任命年仅 27 岁的奥马尔·本·苏丹·奥拉玛为世界首位人工智能部长，在脑机革命的道路上迈出了大胆的一步。据《海湾新闻》（*Gulf News*）报道，阿拉伯联合酋长国副总统兼总理、迪拜酋长穆罕默德指出："我们希望阿拉伯联合酋长国成为世界上对人工智能准备最为充分的国家。"³ 该任命恰逢阿拉伯联合酋长国全球首创的人工智能战略启动之际。⁴ 这项雄心勃勃的人工智能战略聚焦 9 个领域：教育、太空、环境、交通、通信、医疗、技术、水和可再生能源。

但最令我振奋的并非其叹为观止的地标性建筑和魔幻的工程壮举。最吸引人的是，该国对未来的兴趣在很大程度上取决于对全球数百万青年所提问题的回答，这些问题包括：他们将接受什么样的教育？他们将从事什么工作？他们将如何实现自己的梦想？国家层面给出的应对策略是呼吁人们参与塑造未来。这与积极制定神经技术法规相关。我很高兴与新任部长短暂会面，我记得自己希望其他国家能注意并跟随阿拉伯联合酋长国探究人工智能领域——不仅着眼于人工智能的未来，同时在各个层面为影响人脑未来的神经技术制定全面战略。

神经伦理学问题

在这种变革震撼世界之前，我们需要询问自己深刻的哲学问题，否则我们可能后悔不已，想要将魔鬼再放回瓶子里。在本章中，你将发现这些询问——从对后人工智能世界可能性的危言耸听的担忧，到对有助于我们前进的实用策略的探索。幸运的是，全球神经伦理学家领导者已在考虑各种方法，以确保将潜在不利影响降至最低，并使神经技术的收益最大化，造福全人类。

在 2017 年的《自然》杂志上，由 27 名神经科学家、神经技术学家、伦理学家、医师和人工智能专家组成的神经技术和伦理工作组（NET）发出了危险信号。[5] 他们警告道，部分变革性脑机接口技术可能带来各种威胁。例如，他们指出，帮助脊髓损伤患者执行日常任务的脑机接口技术可能会"加剧社会不平等，并为公司、黑客、政府或其他组织提供剥削和操纵人的新方法"。他们非常悲观，担心现有的伦理准则不足以应对可能会深刻改变大脑及其意义的技术。

在论文中，他们提出了四大主要关切领域。

· **隐私和许可**：如我所述，我们或许可以追踪人们的数据轨迹，以诊断潜在的脑部疾病和心理健康状况。但要说到用脑机接口技术来操控我们的大脑，或者让黑客以及公司和政府部门来监视我们的大脑，我们还差得很远。神经技术和伦理工作组表示："我们认为公民应有保持其神经数据私密性的能力和权利。"他们提倡规范神经数据的销售和商业转让，并限制个人出售神经数据和付款下载神经活动到大脑。

- **代理权和身份**：神经技术有可能改变我们的自我认同感，并可能模糊个人责任的界限。神经技术和伦理工作组认为，必须将代理权作为一项基本人权加以保护，他们建议在国际条约中增加"神经权利"。

- **恢复和强化**：正如本书所述，神经技术不仅具有治愈脑部疾病的能力，还能以新颖而令人兴奋的方式增强大脑。神经技术和伦理工作组认为，除了获取途径问题外，这项技术还可能导致富人与穷人之间新的歧视，并可能导致"大脑增强的军备竞赛"。为了解决这一问题，他们建议国家和国际理事机构对如何使用神经技术进行限制。

- **偏见**：本书讨论了仅由少数人设计技术时的偏见问题。伦理学家主张在研发早期，就将可能的用户，包括被边缘化和来自低收入或欠发达地区的用户考虑在内。

工作组提出的一些问题影响深远，不适用于当前的神经技术。坦白地说，部分关切近似危言耸听，对该新兴行业不利。不过，作为该领域的研发人员，我对他们提出的许多问题十分敏感，并强烈希望参与这一运动，以创造能改善人性的工具。

为了深入了解这一领域，我向一位女士——凯伦·罗梅芬格请教，她正默默地在许多问题上发挥领导作用，她是埃默里大学伦理学中心神经伦理学项目的主任。尽管说话轻声细语，但她的声音在一些世界上最崇高的组织中有着巨大的影响力，包括 BRAIN 计划的神经伦理学部门、国际神经伦理学会以及美国国家卫生研究院 BRAIN 2025 的主任顾问委员会。这仅是一个开始。我是在上海举办的经济合作与发展组织神经技术研讨会上认识凯伦·罗梅芬格的，在那次会议上，我做了开幕主题演讲。后来我很高兴地发现，这位谦逊、黑发、戴着眼镜的神经科学家已被任命为新成立的神经技术全球未来理事会成员。

正如凯伦所说，和所在领域的许多人一样，她被神经伦理学吸引住了，因为它提供了一个机会来阐明"神经科学如何告知我们一生中最珍贵的事物，如精神生活、我们的个性、我们对事物的情绪反应和幽默感"。[6] 在职业生涯早期，当人们向她询问未来神经技术可能的社会意义时，凯伦发现自己经常说"毫无意义"，好让人们看清，他们梦想的科幻场景是不可能的。但是现在，多年以后，随着她对这个领域和前沿进展的深入了解，她越来越多地思考："啊，我们以前认为不可能的事情确实是可能的。"这激发了她为新兴神经技术的伦理发展奠基的志趣，这些神经技术或许会改变我们生活中一切珍贵的事物。

凯伦明确表示，解决这些问题并不意味着设置障碍，使神经技术的进展停滞或脱轨。她坚持认为，通过预见未来的问题并尽早解决这些问题，良好的伦理规范实际上可以减少创新的障碍，促进神经技术的发展。伦理意识可以改善科学家设计研究方法、研发人员创造神经技术以及研究人员收集使用数据的方式。2017 年，凯伦参与主持了由近 40 位领先神经科学家、政策制定者、伦理学家、社会学家和学者组成的小组，他们都是国家大脑研究项目的参与者，会聚于韩国大邱参加全球神经伦理学峰会。他们希望生成一个重要问题的通用清单，以指导神经科学家开展大脑项目。他们在 2018 年《神经元》（*Neuron*）的一篇文章中列出了以下问题。[7]

1. 疾病的模型或神经科学解释对个人、社区和社会的潜在影响是什么？

   a. 神经科学研究对社会污名和自我污名可能造成什么意外后果？

   b. 在研究设计或对科学结果的解释中，是否引入了社会和文化偏见？

2. 生物材料和数据收集的伦理标准是什么？如何平衡当地标准与全球合作者的标准？

   a. 在实验室之外立即使用或遗留使用的情况下，如何保护人脑数据（如图像、神经记录等）和参与者的隐私？

   b. 由于脑组织的起源及其过去，是否应该特别关注脑组织及其供体？

3. 神经科学研究实验室正在开发的神经系统有何道德意义？

   a. 引发道德关切的工程神经回路的必要或最小化特征是什么？

   b. 研究行为的伦理标准是否适合不断发展的方法和大脑模型？

4. 大脑干预如何影响或降低自主权？

   a. 可以采取哪些措施来确保参与者或用户的最佳自治权和代理权？

   b. 谁将对后果负责（负责具有广泛的含义，包括法律、经济和社会层面）？

5. 在哪些情况下可以使用或部署神经科学技术或创新成果？

   a. 哪些应用可能被视为实验室之外的滥用或最佳用途？

   b. 这项研究是否引起了独特的公平关切？如果是，是否考虑了利益相关者的公平使用和公平受益？

提出问题是神经伦理学家职业的核心，但在我与凯伦的广泛交谈中，我们都提出了疑问。我最感兴趣的概念之一是神经技术改变我们自我认同感的可能性。如果大脑是自我的所在地，那么神经技术可能会对我们生活的各个方面产生影响。我们是否应该寻求方法来提升自我，从而从根本上改变我们的现状？"如果我们购买其中一种可穿戴设备，或者我们有植入式刺激器，它是否可能以我们无法识别自己的方式改变我们？这是否可以接受？"凯伦问道。如今，在某些情况下，对大脑疾病或心理健康问题的治疗会伴随着人格改变。特别是在心理健康方面，人格或行为的改变通常是治疗的目标。在其他情况下，人格改变更多的是一种副作用。

试想一下对帕金森病进行深层脑刺激和药物治疗。如第三章所述，对某些人而言，这些治疗与新的、不想要的强迫行为有关。[8] 发表在 2018 年《神经学》(Neurology) 杂志上的一项研究表明，随着时间的流逝，半数服用帕金森病药物的人会产生某种形式的冲动控制障碍。[9]"人们可能羞于告诉医生他们自己的问题，他们可能认为这些问题与帕金森病无关，或者他们可能不认为冲动控制障碍是一个问题。"神经学家劳拉·博伊兰在同一期的社论中写道。[10] 这表明我们可能经历了根本性的人格和行为变化，而没有意识到背后的原因，有时甚至会遭受严重的后果——财务崩溃、离婚或其他健康问题。当我们继续探索神经技术领域时，如何避免这些意料之外的和不必要的变化？在有关脑机接口或神经技术增强的代理和责任方面，凯伦问道："你是否对某些罪行或你所违犯的法律负有责任？"想想其中的含义是很有趣的，它们让我对未来的法院审判感到好奇。呼应当今的一些法律辩护策略，被指控犯罪的人可以因为脑机接口将一些想法植入大脑而声称自己是无辜的吗？这些脑机接口的生产商和销售商呢？正如凯伦所想的那样，他们是否可以使用这些技术来说服人们购买超越他们意识范围或在他们意识之下的东西？这种可能性听起来很可怕，但在某种程度上，我们每个人都已受到营销人员的说服力的影响。商业广告牵动我们的心弦。各种媒体上的广告都试图使我们相信，这种产品是唯一可以保护我们免受 X、Y 或 Z 危害的事物。食品制造商使用紧缩因子、熔点和脂肪含量的科学知识来触发我们的神经通路，让我们吃得更多。但操纵神经数据的神经技术与其他此类方法真的有很大不同吗？

未来可能会更激进地转向解码人的思想和思想控制。加州大学伯克利分校心理学教授兼格朗特实验室负责人杰克·格朗特进行的前沿科学实验表明，科学家可以根据大脑扫描中的大脑激活模式来重建受试者看到的原始图像。[11] 卡内基－梅隆大学的心理学教授马塞尔·贾斯特及其团队一直在使用脑成像和机器学习技术来揭示人类思想的结构。在一系列研究中，他的团队能够预测受试者所想的单词或数字的类别。[12] "这些情况，"凯伦表示，"开始让我感到不安。"

正如我之前提到的，在大脑疾病的早期检测方面，医学界正在取得进展。监视和预防之间是否有界线？将要收集的和部分已被收集的神经数据又该如何处理？试想一下，有一天，测试认知能力的大脑训练游戏、语音诊断或打字活动可以预测心理健康问题。个人可能会参加测试，自愿允许公司收集数据。正如哈佛大学的拉坦亚·斯威尼所揭示的那样，凯伦认为这些数据与行为追踪相结合，可能导致人们被识别的风险。"个人可能不在乎全世界是否知道其患有精神疾病或遗传病，但接下来发生的事情与可能不希望泄露信息的家人、兄弟姐妹和孩子相关，"凯伦指出，"由此造成旁观者伤害。"

一种可能的解决方案是，限制个人使用其神经数据的用途，包括限制可以共享数据的地点和对象。

为找到最紧迫的神经伦理学问题的解决方案，凯伦认为我们需要让公众参与讨论，以便集思广益。她目前正在开展一些项目，旨在促进公众参与，让消费者参与其中并提出自己的意见。只有让不同群体的所有利益相关者（科学家、研发人员、政策制定者、营销人员和未来用户）广泛参与进来，我们才能找到最佳的方法来发展神经技术，改善大脑和人类。

展望未来

未来几十年，强化的大脑将增强我们的认知功能并改变生活中的几乎每个方面。到那时，我们许多人都会回顾现在，思考当时为什么不做更多准备来应对这些不可避免的变化。政府领导人可能会努力应对人工智能和大脑增强对地缘政治造成的失控效应。未将神经技术和脑机接口纳入其业务流程的公司可能会失去大量市场份额，被迫争夺市场地位以重获曾经的行业立足点。如果不注意技能再学习和技能更新，随着整个行业的消失，工人可能会失业。应届毕业生可能会发现他们的专业领域与商界不再相关，难以应对瞬息万变的就业市场。科技创新者可能会经历激烈的竞争，从有限的人才库中争夺员工，从而推高创新成本并阻碍其发展。普通公民可能会因无意放弃其神经数据权利而承受意想不到的后果。但请放心，情况不一定如此。

除了严格地提出必须思考的深层伦理问题外，我们还可以在许多领域采取切实可行的方法来应对已经发生的变化，并为实现无缝过渡奠定基础。

本地和全球政策制定者

现在是各级政府和立法者制定政策的时候了，这些政策涉及神经技术、人工智能、机器人技术、物联网、区块链、无人机以及其他众多新兴技术。用一刀切的方式来应对这些新进展是行不通的，因为每一个领域的新进展在机会和潜在风险矩阵中都有细微的差别。处于矩阵一端的是诸如 EMOTIV 的脑电图头盔、亚当·加扎利实验室的平板电脑游戏、汤姆·因瑟尔的 Mindstrong 提出的智能手机支持概念以及埃德·博伊登正在研究的具有增强潜在记忆功能的电影等非侵入性技术。而处于另一端的是深层脑部刺激、神经植入以及将记忆植入海马体中等侵入性工具，这些工具存在更大的生理风险。此外，部分神经技术仅监视大脑活动，而其他则以某种方式改变大脑，如影响神经化学、刺激或抑制脑电活动及影响细胞功能。同样，医用神经技术与消费产品不同，最有效的决策应涵盖所有这些差异。相较于"只读"消费产品，对于改变大脑功能的侵入性医用神经技术，理应有更严格的限制和指南。

政策制定者也必须考虑如何收集、存储和共享神经数据。除了大多数人都认可的"知情同意"概念外，我们迫切需要采用"知情风险"概念。患者和消费者应该意识到与神经技术有关的各种问题，并期望得到一定的保护。此外，用户必须被告知隐私（你的神经数据仅你可用）、安全（你的神经数据不会被不慎共享）和匿名（你的神经数据可能会被共享，但无法被识别）之间的区别。

我们要好好准备，了解这些进展会以哪些方式影响我们的工作、教育、培训和隐私。这将有助于制定全面的政策，确保低摩擦过渡。政策制定者必须预见自动化会带来哪些影响，并寻求解决方案。例如，各国可以实行普遍基本收入制度——用于确保公民维持基本、合理的生活标准的国民生活津贴，即使未来的发展使他们完全脱离就业市场。世界各国领导人必须齐心协力，创建一个全球框架，以规范人工智能和其他大脑增强技术，确保它们服务于人类的共同利益。同时，在决策过程中考虑当地环境和社区的具体情况也很重要。在我看来，这意味着对公众进行宣传，并将最终用户的反馈引入循环流程中，正如第七章中加里·弗莱克所说的那样。为了方便所有利益相关者访问和分析神经数据，我们必须在全球范围内将数据的收集和共享标准化，正如 EMOTIV 以及我朋友塔拉·贾加拉真的智人实验室和 OpenBCI 在这方面的先驱实验。

教育

各国必须重新思考其教育体系，调整重点，通过强调 STEAM（科学、技术、工程、艺术和数学）项目并鼓励在这些重要领域中提高熟练度，为未来奠定基础。这些项目的不断完善不仅有助于其保持最新状态，还能反映出日新月异的技术进步。通过为信息传播和协作式、交互式学习项目提供多种选择，教育系统将保持领先地位。教育工作者面临巨大的机遇，可以采取多种方式利用神经技术的最新进展来产生更好的结果：根据学生个人的学习风格来调整教学，允许学生使用有助于学习的技术，提供可以增强注意力的工具。四年制大学可能会成为历史，随着经济开始以惊人的速度发生变化，专业人士可能需要在职业生涯中更快、更频繁地提高技能。高等教育的概念从传统的师生模式转变为终身学习。通过聚焦于解决复杂问题的能力、批判性思维和创造力，我们的教育工作将更适合获得并使用第四次工业革命所需的技能。教育工作者必须立即开始制订计划，让大量人才进行技能再学习和技能再提升，因为他们之前的工作很快就要消失或被取代。

商业

大脑增强时代即将到来，如果企业领导者现在就开始为此重大转变进行规划，他们在这个新时代将会表现得更好。正如引言中所说的，在未来几年中，整个商业格局预计将发生巨大变化。世界经济论坛的《2018 年就业前景报告》指出，到 2022 年，机器和算法或许会取代 7 500 万个工作岗位。[13] 人工智能预计将创造 1.33 亿个新工作岗位，净增加 5 800 万个新职位。该报告称，2018 年，人类处理了 71% 的事项，剩下的由机器代劳。但到 2022 年，情况将发生巨变，届时人类将只处理 58% 的事项。2022 年，将会有一半以上的员工需要进行大量的再培训。麦肯锡 2017 年发布的一份就业报告显示，到 2030 年，将有 7 500 万至 3.75 亿的劳动者被迫进行职业转型。[14] 更重要的是，该报告指出，随着工作定义和机器能力的发展，所有劳动者都需要适应新变化：一些劳动者可能需要接受额外教育，而另一些劳动者则可能需要专注于创造力、社交和情感技能以及其他更难以实现自动化的高级认知功能。现在是时候开始投资替代培训了。

我们可以从业内一位超级巨星那里汲取灵感，他正在为企业创建人工智能蓝图。斯坦福大学教授、谷歌大脑的共同创始人、百度前首席科学家吴恩达是整合人工智能的多家教学机构的创始人，包括 Landing AI、Coursera 和 deeplearning.ai。2018 年，他发布了《人工智能转型手册：如何领导公司进入人工智能时代》（*AI Transformation Playbook：How to Lead Your Company into the AI Era*），以帮助引导公司进入人工智能领域。[15] 其中，他确定了进入该领域并获得竞争优势的五个步骤。

1. 从一些试点项目开始。开展一些可以真正实现的小型人工智能项目，开始你的尝试。这些项目的成功经历有助于你熟悉和建立对人工智能可能性的信心。

2. 开始雇用内部的人工智能团队。创建一个可以为整个公司提供服务的集中化团队，并考虑聘请一位首席人工智能官（CAIO）来领导团队。

3. 开始提供人工智能培训。人工智能领域人才稀缺，你最好提高现有员工的技能。利用慕课（大规模开放式在线课程）——类似于雷切尔·托马斯和杰里米·霍华德所做的——来升级你的现有团队。

4. 开始制定人工智能策略。等到你的团队在最初的人工智能项目上取得一些成功并更好地了解其功能后，再确定整个公司从深度学习中受益的最佳方法。

5. 开始与所有内部和外部利益相关者沟通你的策略。

除了遵循吴恩达的人工智能手册外，公司还应该增加透明度以建立信任，直面神经技术的伦理关切，尤其是在收集、管理和共享神经或心理数据方面。制定关于员工接触和使用新神经技术的政策是另一个值得关注的领域。大脑增强工具或益智药是否会像健身房的会员资格和按摩服务一样，成为公司健康计划的一部分？公司是否会提供脑部设备或神经植入物以提高工人的生产率？企业将如何处理工作场合中的人机交互？企业领导者将面临有关劳动力的一些艰难决定。即使自动化可以降低成本，我们是否应保留一定比例的人类员工呢，抑或将加征避免人类劳动者消失的"机器人税"？

技术人员

作为技术创新者，我们坐在驾驶席上，将世界带入定义脑机革命的第四次工业革命。我们的重点应该放在全面协作上，而非单打独斗、对技术进行修修补补上。我建议走出孤岛，共同努力，创造出对整个社会长期有意义的产品。这项工作的核心是致力于开发广泛而普及的技术，这些技术将增强人脑并为其赋能。我们也将受益于能重组自身的行业。通过简化使用的工具、平台和技术，我们可以让更多人参与我们的工作。如果我们不能应对这一挑战，技能差距就会扩大，我们自己的项目也会因为缺乏可用的工人而受到阻碍。

在EMOTIV，我们致力于开发工具，允许用户按照自己的意愿将其大脑连接到数字世界和物理世界。很多人都有很好的想法，但他们并非程序员。其他人则处于特殊情况下，对技术有重要但小众的需求，不太可能在商业层面得到满足，例如：护理人员可能想让患者做一些非常具体的事情，如控制特定的轮椅或以某种方式使用计算机；一个中学生可能会自己开发控制 3D 打印手臂的方法。为了满足这些用户，我们创建了非常简单的拖放界面，该界面允许任何人对设备进行编程——我甚至也能做到，这很能说明问题。随着数百万人从传统行业向新兴的高科技产业转型，简单直观的界面有助于弥合我们在工作场所面临的技能差距。通过使技术易于使用，我们可以普及技术，使个体能够在新的工业革命中占据一席之地。

医疗和保险

随着神经技术、机器学习和算法融入预防、诊断和治疗领域，开始制定部署策略至关重要。医疗提供者和诊断医生通常在采用新技术方面比较缓慢，需要接受培训才能快速转型并最大限度地利用已开发的工具。医学院可能希望将神经技术和人工智能添加到课程列表中，而医学委员会可能会考虑提供新技术和数据科学方面的认证或继续教育学分。向患者保证医疗人员已接受新兴神经设备相关的充分培训，对患者广泛接受这些疗法至关重要。此外，尽管某些神经治疗技术已经被纳入美国食品药物监督管理局的监管范围，但许多其他直接面向消费者的健康增强技术却几乎不受监管。设立一个独立的行业机构来监管这些类型的设备，可以增强消费者对安全和隐私问题的信心。

随着越来越多的神经技术能够检测和分享患者的生理或心理健康数据，制定和采用广泛的隐私政策至关重要。患者必须知道谁有权访问他们的数据以及数据会被如何使用。这并非社交媒体平台分享你的发布内容或搜索习惯等信息，以便营销人员向你精准投放广告，而是有关大脑内部运作的数据：认知能力和缺陷，心理健康问题，甚至是窥视你内心最黑暗想法的窗口。医疗组织必须谨慎地解决这些隐私问题。

医疗领导者应该考虑使用神经技术的策略，以监测和减少精神疲劳导致的医疗过失。跟踪注意力减弱或反应时间缩短等情况，可以让医务人员在必要时休息，最终防止职业倦怠，减少员工流失，降低与雇用和培训新员工相关的人力成本。这些节省下来的费用可能会逐渐转移到患者身上。

尽管医疗行业已经在诊断领域进行了人工智能革命，但它也可以投资能够处理行政事务的自动化工具，使医疗人员能够花更多时间与患者在一起。但在用神经技术和大数据应对患者行为方面，医疗行业停滞不前。该领域可能会受到沃尔玛和亚马逊等零售巨头的启发，后者已经在运用神经技术和神经科学发现来理解并影响消费者行为。医生经常唠叨患者要服药并遵循治疗计划，以改善其健康状况和生活质量，但成功率却很低。《内科医学年鉴》（Annals of Internal Medicine）的数据显示，高达50%的药物未按规定服用，不合规行为每年导致多达125 000人丧生，造成高达2.89亿美元的损失。[16] 医生可以使用类似网络购物车的商品提醒那样的自动化工具，鼓励患者遵从医嘱。健康领域的组织必须走出舒适区，采用新技术，并利用人工智能和大数据的优势来测量和改善治疗效果，同时降低成本。通过使用脑机革命的新工具，医疗提供者能够提供更准确的诊断以及更具针对性、个性化和更有效的治疗方案。

我希望看到保险供应商制定相关政策，来报销新兴神经技术和人工智能诊断的费用，使之适用于各收入水平的人群，而非仅限于富裕阶层。报销是神经技术设备进一步发展的关键。这种设备可以彻底改变医疗领域以及我们诊断和治疗生理、精神疾病的过程。如果保险公司未能理解这些新技术的重要性，那么新技术可能因未被充分利用而衰落，以非凡的新方法治愈疾病的承诺可能会无法兑现。

个人

对于任何想在工作和生活中取得成功的人来说，新兴的大脑增强技术带来了无限前景。正如我们利用可以追踪心率、血压、运动和营养状况的数字设备来控制身体健康一样，我们也能用可以增强认知能力、创造力、生产力、情绪、记忆力等的工具来发挥和增强大脑的力量。对新技术的适应过程不会一帆风顺。事实上，那些致力于学习如何让大脑与新工具保持同步的人，会比那些不愿投入必要时间的人表现得更好。为了更平稳地过渡到强化后的人类地位，我们现在就可以开始训练大脑，包括参与新的体验、投入具有精神挑战性的任务、使日常生活多样化、做某种形式的正念练习、提升注意力。最重要的是，我们必须敞开心胸，接受现实，也就是说，我们很可能需要学习如何将部分工具融入我们的日常生活。

终极心灵融合

正如本书所述，脑机革命时代将是物理、数字和生物领域融合的时代，人与机器之间、个人与环境之间以及自我与他人之间的界限将会模糊。为了充分把握可能的变化，我们必须摆脱自身思维方式的局限性，并对更灵活的世界持开放态度。这意味着挑战近与远之间、集体与个人之间、少数特权者与被排斥的多数人之间的区别。这并不容易，但只有消除这些障碍，我们才能释放即将到来的范式转变的全部潜力。

如果这些技术要为人类提供最大益处，决策者、技术人员和业界就必须建立架构，以确保所有人都能享受这些技术进步，不仅可及，而且普惠。创造一个人们健康快乐地生活于其中的世界是唯一值得追求的目标。这意味着我们要将每个人的生活经验置于核心来思考未来。要实现这一目标，就需要我们致力于将个人的生活经验置于所做的一切事情的中心。为了创造适合人类的未来，我们必须开发赋能而非剥削系统和技术。这不是一个为少数人的利益而牺牲劳动者健康和幸福的世界，也不是只有特权者才能受益于这些非凡技术的世界。我们需要创建一个惠及所有人的世界。

采取包容方法开发颠覆性技术意味着将技术导向个人赋能终端。方法之一是改变我们的观点，即不再将个体视作被动的技术消费者，而将其视作使用产品的利益相关者、共同创造者和共同作者。

为了摆脱那种自上而下的过时思维方式，市场已经开始适应这一转变，这表明以人为中心的模式不需要牺牲底线。将开放的可访问平台、大数据的力量以及大脑增强能力结合在一起，我们所有人都可以成为社会正在绘制的新轨迹的共同创造者。正是这种共同经历、这种普遍参与，使得即将来临的脑机革命变得独一无二。随着物理世界和数字世界之间的界限开始融合，随着反馈和响应速度的加快，我们将受益于让多种思想融入不断发展的系统中。如果把未来之旅作为一个共同项目，我们就能利用全世界每个大脑的认知能力来支持我们的长期福祉。通过为个体赋能并将他们置于集体的中心，我们可以共同创造一个惠及每个人的世界。

随着社会中所有利益相关者共同努力来迎接新时代的到来，我们将更快速、更民主地获得工具和技术，这些工具和技术将以积极的方式增强人类的大脑。我们可以选择益智药和 HVMN 公司的其他大脑增强剂来刺激神经网络。通过使用布雷特·温盖尔的经颅直流电刺激耳机等技术，我们能更快速、更高效地学习，从而实现从未想象过的事情。像世界首位半机械人凯文·沃威克这样的勇者，将大胆尝试植入式设备，通过增强感官知觉或脑际交流，成为超人般的存在。

当国际社会拥抱神经技术的前景并捍卫其发展时，诸如埃德·博伊登的光遗传学和膨胀显微镜等强大工具，以及尚未想象或发明出来的工具的闸门将会被打开，它们将加深我们对头骨内数十亿神经元的了解。基于不断发展的知识，我们可以更快地设计出更好的方法来预防和治疗脑部疾病。得益于如亚当·加扎利、汤姆·因瑟尔和尼尔·卡瑟尔等具有远见卓识的科学家，我们在防治脑部相关疾病（多动症、抑郁症和帕金森病等）方面有望取得重大进展。多亏开拓性研究人员找到了在大脑中植入记忆的方法，我们才能最大限度地减少阿尔茨海默病的破坏性影响。

在这个新时代，不难想象有一天，马克·波洛克这样的人（失明的超级马拉松运动员，因摔倒导致瘫痪）可以利用机器和神经技术的力量再次行走，甚至可以重见光明。精神控制假肢的发展将为生理残疾者提供一种适应环境、独立生活的友好方式。我的朋友罗德里戈·赫布纳·门德斯，一个用意念开赛车的四肢瘫痪的巴西人，他能用自己的思想操纵强大的车辆，这为身体残疾者改善日常生活提供了无限可能。

在其他时代，这些事迹会被视为奇迹。但对那些生活在脑机革命时代的人来说，这将成为我们的新现实，即我们日常生活的科学依据。这些工具将成为人类社会不可或缺的一部分，深深嵌入我们的身体，以至有一天我们难以想象：如果没有它们，我们将如何生活。希望那天到来时，我们都已做好了准备。

致谢

·

我向所有为本书出版做出贡献的人表示衷心感谢。

感谢我的朋友和长期商业合伙人杰弗里·麦凯勒博士以及金姆·奥尔德、温·彭，他们从我成立 EMOTIV 之初就一直陪伴在我身边。感谢公司极具才华的 EMOTIV 团队，他们将我们研发的头戴式大脑装置传播到了世界各地。

感谢所有创新者、科学家和思想引领者，他们慷慨地付出了自己宝贵的时间，分享了真知灼见。感谢威廉·博斯博士、埃德·博伊登博士、苏珊娜·迪克博士、穆拉里·多雷斯瓦米博士、加里·弗莱克博士、亚当·加扎利博士、汤姆·因瑟尔博士、苏珊·叶·杰威尔博士、尼尔·卡瑟尔博士、杰弗里·林博士、帕林、马里奥·马佐、罗斯林·麦考伊、罗德里戈·赫布纳·门德斯、奥利弗·乌利尔博士、马克·波洛克、凯伦·罗梅芬格博士、威廉·罗塞利尼博士、贾恩·塔林、弗兰克·塔拉齐博士、塔拉·贾加拉真博士、雷切尔·托马斯博士、凯文·沃威克博士、布雷特·温盖尔博士、杰弗里·吴和亚历克斯·扎沃伦科夫博士。你们为神经技术发明、神经科学和医学进步注入了鲜活的生命力，使其可以在即将到来的脑机革命中重塑我们的世界。我对你们的卓越贡献十分敬佩。

感谢世界经济论坛和全球青年领袖俱乐部，我很荣幸能成为其中一员，有机会结识来自世界各地的杰出人士。

感谢我出色的写作伙伴弗朗西斯·夏普，他似乎不需要任何接口就可以联通我的大脑，读懂我的思想。

感谢我才华横溢的文学经纪人弗兰克·魏曼，他始终支持这本书的出版工作，我很荣幸能成为受其尊敬的作家之一。

感谢我的出版商葛伦·叶费斯和班贝拉的整个出版团队，他们相信我的能力，尊重我的思想，为我提供了宝贵机会。

感谢我的编辑劳雷尔·利和亚历克斯·史蒂文森，他们对手稿精雕细琢，使之熠熠生辉。

感谢我的 Big Speak 演讲公司团队对本书的鼓励和长久支持。

感谢我的丈夫克里斯一直在背后默默支持我。没有你，就没有这本书。当脑机革命到来之时，有你陪在我身边，足矣。

注

释

•

引 言

1. Adlaf, E. W., et al. "Adult-Born Neurons Modify Excitatory Synaptic Transmissions to Existing Neurons." eLife. 2017 ; 6 : e19886. doi : 10.7554/eLife.19886.

2. McGowan, Kat. "The Art & Science of Slicing Up a Human Brain." Discover, May 3, 2010. http : //discovermagazine.com/2010/the-brain/03-art-science-slicing-up-human-brain.

3. Grady, Denise. "The Vision Thing : Mainly in the Brain." Discover, June 1, 1993. http : //discovermagazine.com/1993/jun/thevisionthingma227.

4. Robie, A. A., et al. "Mapping the Neural Substrates of Behavior." Cell. 2017 ; 170（2）: 393. doi : 10.1016/j.cell.2017.06.032.

5. Seung, Sebastian. Connectome : How the Brain's Wiring Makes Us Who We Are. New York : Houghton Mifflin Harcourt, 2012.

6. Swanson, Larry W. "Mapping the Human Brain : Past, Present, and Future." Trends in Neurosciences. 1995 ; 18（11）: 471–74. https : //doi.org/10.1016/0166–2236（95）92766–J.

7. Will, Tyler R., et al. "Problems and Progress Regarding Sex Bias and Omission in Neuroscience Research." eNeuro. 2017 ; 4（6）. doi : https : //doi.org/10.1523/ENEURO.0278–17.2017.

第一章

1. Solecki, Ralph. "The Implications of the Shanidar Cave Neander–thal Flower Burial." Annals of the New York Academy of Sciences. 1977 ; 293（1）. https : //doi.org/10.1111/j.1749–6632.1977.tb41808.x.

2. Bolton, Dan. "Tea Consumption Second Only to Packaged Water." World Tea News, May 1, 2018. https : //worldteanews.com/tea–industry–news–and–features/tea–consumption–second–only–to–packaged–water.

3. Cappelletti, S., et al. "Caffeine : Cognitive and Physical Performance Enhancer or Psychoactive Drug ? " Current Neuropharmacology. 2015 ; 13（1）: 71–88. doi : 10.2174/1570159X1366614121021565 5.

4. Pase, Matthew P., et al. "The Cognitive–Enhancing Effects of Bacopa Monnieri : A Systematic Review of Randomized, Controlled Human Clinical Trials." Journal of Alternative and Complementary Medicine. 2012 ; 18（7）: 647–52. doi : 10.1089/acm.2011.0367.

5. Neale, C., et al. "Cognitive Effects of Two Nutraceuticals Ginseng and Bacopa Benchmarked Against Modafinil : A Review and Comparison of Effect Sizes." British Journal of Clinical Pharmacology. 2013 ; 75 （3）: 728–37. doi : 10.1111/bcp.12002.

6. Reay, Jonathon L., et al. "Single Doses of Panax Ginseng（G115）

Reduce Blood Glucose Levels and Improve Cognitive Performance During Sustained Mental Activity." Journal of Psychopharmacology. 2005；19（4）：357–65. doi：10.1177/0269881105053286.

7. Lee，Chang H.，et al. "Effects of Sun Ginseng on Memory Enhance-ment and Hippocampal Neurogenesis." Phytotherapy Research. 2013；27（9）：1293–9. doi：10.1002/ptr.4873.

8. Scholey，A.，et al. "Effects of American Ginseng（Panax Quinquefolius）on Neurocognitive Function：An Acute，Randomised，Double–Blind，Placebo–Controlled，Crossover Study." Psychopharmacology（Berl）. 2010；212（3）：345–56. doi：10.1007/s00213–010–1964–y.

9. Ossoukhova，Anastasia，et al. "Improved Working Memory Performance Following Administration of a Single Dose of American Ginseng（Panax Quinquefolius L.）to Healthy Middle–Age Adults." Human Psychophar–macology. 2015；30（2）：108–22. doi：10.1002/hup/2463.

10. Canevelli，M.，et al. "Effects of Gingko Biloba Supplementation in Alzheimer's Disease Patients Receiving Cholinesterase Inhibitors：Data from the ICTUS Study." Phytomedicine. 2014；21（6）：888–92. doi：10.1016/j.phymed.2014.01.003；Cieza，A.，et al. "Effects of Ginkgo Biloba on Mental Functioning in Healthy Volunteers." Archives of Medical Research. 2003；34（5）：373–81. doi：10.1016/j.arcmed.2003.05.001.

11. Mancini，E.，et al. "Green Tea Effects on Cognition，Mood，and Human Brain Function：A Systematic Review." Phytomedicine. 2017；34：26–37. doi：10.1016/j.phymed.2017.07.008.

12. Kennedy，David O.，et al. "Effects of High–Dose B Vitamin Complex with Vitamin C and Minerals on Subjective Mood and Performance

in Healthy Males." Psychopharmacology（Berl）. 2010；211（1）：55–68. doi：10.1007/s00213–010–1870–3.

13. Penckofer, S., et al. "Vitamin D and Depression：Where Is All the Sunshine？" Issues in Mental Health Nursing. 2010；31（6）：385–93. doi：10.3109/01612840903437657.

14. Knekt, P., et al. "Serum 25-Hydroxyvitamin D Concentration and Risk of Dementia." Epidemiology. November 25, 2014；（6）：799–804. doi：10.1097/EDE.0000000000000175.

15. Winblad, B. "Piracetam：A Review of Pharmacological Properties and Clinical Uses." CNS Drug Reviews. 2005 Summer；11（2）：169–82. https：//www.ncbi.nlm.nih.gov/pubmed/16007238.

16. Itil, Turan M., et al. "The Effects of Oxiracetam（ISF 2522）in Patients with Organic Brain Syndrome（a Double-Blind Controlled Study with Piracetam）." Drug Development Research. 1982；2（5）：447–61. https：//doi.org/10.1002/ddr.430020506.

17. Mondadori, C., et al. "Effects of Oxiracetam on Learning and Memory in Animals：Comparison with Piracetam." Clinical Neuropharmacology. 1986；9（Suppl 3）：S27–38.

18. Ostrovskaia, R. U., et al. "The Original Novel Nootropic and Neu–roprotective Agent Noopept." Eksperimental'naia i Klinicheskaia Farmakologiia. 2002；65（5）：66–72. https：//www.ncbi.nlm.nih.gov/pubmed/12596521.

19. Ostrovskaya, Rita U., et al. "The Nootropic and Neuroprotective Proline-Containing Dipeptide Noopept Restores Spatial Memory and Increases Immunoreactivity to Amyloid in an Alzheimer's Disease Model." Journal of Psychopharmacology. 2007；21（6）：611–19. doi：10.1177/0269881106071335.

20. Ostrovskaya, R. U., et al. "Noopept Stimulates the Expression of

NGF and BDNF in Rat Hippocampus." Bulletin of Experimental Biology and Medicine. 2008；146（3）：334–7. https：//www. ncbi.nlm.nih.gov/pubmed/19240853.

21. Neznamov, G. G. and E. S. Teleshova. "Comparative Studies of Noopept and Piracetam in the Treatment of Patients with Mild Cognitive Disorders in Organic Brain Diseases of Vascular and Traumatic Origin." Neu-roscience and Behavioral Physiology. 2009；39（3）：311–21. https：//www.ncbi.nlm.nih.gov/ pubmed/19234797.

22. Interview with Geoffrey Woo, June 13, 2018.

23. Li, Liaoliao, et al. "Chronic Intermittent Fasting Improves Cognitive Functions and Brain Structures in Mice." Xie, Z., ed. Plos One. 2013；8（6）：e66069. doi：10.1371/journal.pone.0066069.

24. Murray, Andrew J., et al. "Novel Ketone Diet Enhances Physical and Cognitive Performance." The FASEB Journal. 2016；30（12）：4021–32. doi：10.1096/fj.201600773R.

25. Krikorian, R., et al. "Dietary Ketosis Enhances Memory in Mild Cognitive Impairment." Neurobiology of Aging. 2012；33（2）：425.e19–27. doi：10.1016/j.neurobiolaging.2010.10.006.

26. Statista Research Department. "Number of Smartphone Users Worldwide from 2014 to 2020（in Billions）." Statista. June 7, 2016. https：//www.statista.com/statistics/330695/number-of-smartphone-users-worldwide/.

27. PR Newswire. "Global $11.6 Billion Brain Health Supplements Market to 2024." Markets Insider. September 12, 2017. https：// markets .businessinsider.com/news/stocks/global-11-6-billion-brain-health -supplements-market-to-2024-1001642535.

28. Thielking, Megan. "Can Precision Medicine Do for Depression

What It's Done for Cancer? It Won't Be Easy." STAT, May 9, 2018. https：//www.statnews.com/2018/05/09/precision-medicine-depression-treatment/.

29. World Health Organization. "World Mental Health Day 2017：Mental Health in the Workplace." Accessed July 7, 2019. http：//www.who. int/mental_health/world-mental-health-day/2017/en/.

30. National Institute of Mental Health. "Mental Illness." Last modified February 2019. https：//www.nimh.nih.gov/health/statistics/mental-illness.shtml.

31. Mental Health America. "The State of Mental Health in America." Accessed August 8, 2019. http：//www.mentalhealthamerica.net/ issues/state-mental-health-america.

32. World Health Organization. "World Mental Health Day 2017：Mental Health in the Workplace." Accessed August 8, 2019. http：//www. who.int/mental_health/world-mental-health-day/2017/en/.

33. Chisholm, Dan, et al. "Scaling-Up Treatment of Depression and Anxiety：A Global Return on Investment Analysis." Lancet Psychiatry. 2016；3（5）：415-24. https：//doi.org/10.1016/ S2215-0366（16）30024-4.

34. Jain, Rachana and Megan Zweig. "2017 Year End Funding Report： The End of the Beginning of Digital Health." Rock Health. Accessed July 22, 2019. https：//rockhealth.com/reports/2017-year-end-funding-report-the-end-of-the-beginning-of-digital-health/.

35. Interview with Thomas Insel, June 22, 2018.

36. Dagum, Paul. "Digital Biomarkers of Cognitive Function." npj Digital Medicine. 2018；1（10）. doi：10.1038/s41746-018-0018-4.

37. Markey, Patrick M. and Christopher J. Ferguson. Moral Combat.

Dallas : BenBella Books, 2017, 91.

38. Przybylski, Andrew K., et al. "A Motivational Model of Video Game Engagement." Review of General Psychology. 2010 ; 14（2）: 154–66. doi : 10.1037/a0019440.

39. Colder Carras, Michelle, et al. "Commercial Video Games as Therapy : A New Research Agenda to Unlock the Potential of a Global Pastime." Frontiers in Psychiatry. 2017 ; 8 : 300. doi : 10.3389/fpsyt.2017.00300.

40. Interview with Adam Gazzaley, June 28, 2018.

41. Just, M. A., et al. "A Decrease in Brain Activation Associated with Driving When Listening to Someone Speak." Brain Research. 2008 ; 1205 : 70–80. doi : 10.1016/j.brainres.2007.12.075.

42. Ophir, Eyal, et al. "Cognitive Control in Media Multitaskers." Proceedings of the National Academy of Sciences（PNAS）. 2009 ; 106（37）: 15583–87. https : //doi.org/10.1073/pnas.0903620106.

43. Campbell, Karen L., et al. "Idiosyncratic Responding During Movie-Watching Predicted by Age Differences in Attentional Control." Neurobiology of Aging. 2015 ; 36（11）: 3045–55. doi : 10.1016/j.neurobiolaging.2015.07.028.

44. Clapp, Wesley C., et al. "Deficit in Switching Between Functional Brain Networks Underlies the Impact of Multitasking on Working Memory in Older Adults." Proceedings of the National Academy of Sciences（PNAS）. 2011 ; 108（17）: 7212–17. doi : 10.1073/pnas.1015297108.

45. Anguera, J. A., et al. "Video Game Training Enhances Cognitive Control in Older Adults." Nature. 2013 ; 501（7465）: 97–101. doi : 10.1038/nature12486.

46. Farber, Madeline. "This Video Game Could Treat Brain Disorders."

Fortune, November 2, 2016. http：//fortune.com/2016/11/02/video-games-and-cognitive-control/.

47. Akili Interactive Inc. "Programs and Products." https：//www.akiliinteractive.com/programs-products/.

48. Davis, Naomi, et al. "Proof-of-Concept Study of an At-Home, Engaging, Digital Intervention for Pediatric ADHD." Plos One. 2018；13（1）：e0189749. https：//doi.org/10.1371/journal.pone.0189749.

49. Simons, Daniel J., et al. "Do 'Brain-Training' Programs Work？" Psychological Science in the Public Interest. 2016；17（3）：103-86. https：//doi.org/10.1177/1529100616661983；Kable, Joseph W., et al. "No Effect of Commercial Cognitive Training on Brain Activity, Choice Behavior, or Cognitive Performance." Journal of Neuroscience. 2017；37（31）：7390-7402. https：//doi.org/10.1523/JNEUROSCI.2832-16.2017.

第二章

1. Interview with Roslyn McCoy, October 26, 2017.

2. Cora videos on YouTube. Posted by Roslyn McCoy, 2010-2011. https：//www.youtube.com/channel/UCyJhJw3qVGEUUfAJxxJkzJA.

3. Centers for Disease Control and Prevention, National Center for Health Statistics. "Disability and Functioning（Noninstitutionalized Adults Aged 18 and Over）；Summary Health Statistics Tables for U.S. Adults：National Health Interview Survey, 2017, Tables A-10b, A-10c." https：//www.cdc.gov/nchs/fastats/disability.htm.

4. "What Is the Function of the Various Brainwaves？" Scientific American. Accessed August 9, 2019. https：//www.scientificamerican.com/article/what-is-the-function-of-t-1997-12-22/.

5. Millett, David. "Hans Berger : From Psychic Energy to the EEG." Perspectives in Biology and Medicine. 2001 ; 44（4）: 522–42. doi : 10.1353/pbm.2001.0070.

6. Bevilacqua, Dana, et al. "Brain-to-Brain Synchrony and Learning Outcomes Vary by Student-Teacher Dynamics : Evidence from a Real-World Classroom EEG Study." Journal of Cognitive Neuroscience. 2019 ; 31（3）: 401–41. doi : 10.1162/jocn_a_01274 ; Interview with Suzanne Dikker, October 17, 2017 ; Dikker, S., et al. "Brain-to-Brain Synchrony Tracks Real-World Dynamic Group Interactions in the Classroom." Current Biology. 2017 ; 27（9）: 1375–80. doi : 10.1016/j.cub.2017.04.002.

7. Interview with Olivier Oullier, October 27, 2017.

8. Interaction Metrics and 3 Innovations. "Interaction Metrics' Point-of-Purchase（POP）Survey Study Sparked 3 Innovations." November 27, 2017. http : //interactionmetrics.com/Point–of–Purchase–Survey –Study/Report.pdf.

9. Interview with Bill Bosl, June 19, 2018.

10. Centers for Disease Control and Prevention. "Epilepsy Fast Facts." Last modified July 31, 2018. https : //www.cdc.gov/epilepsy/about/fast–facts.htm.

11. Centers for Disease Control and Prevention. "One of the Nation's Most Common Neurological Conditions at a Glance 2017." Last modified August 9, 2017. https : //www.cdc.gov/chronicdisease/resources /publications/aag/epilepsy.htm.

12. Insel, Thomas. "Post by Former NIMH Director Thomas Insel : The Global Cost of Mental Illness." National Institute of Mental Health, September 28, 2011. https : //www.nimh.nih.gov/about/directors/thomas–insel/blog/2011/the–global–cost–of–mental–illness.shtml.

13. Interview with Phap Linh, October 20, 2017.

14. Clarke, Tainya C., et al. "Trends in the Use of Complementary Health Approaches Among Adults : United States, 2002–2012." National Health Statistics Reports ; no 79, February 10, 2015. Hyattsville, MD : National Center for Health Statistics. https : //nccih.nih.gov/research/statistics/NHIS/2012/mind-body/meditation.

15. Kazachenko, Snezhana. "Worldwide Spending on Augmented and Virtual Reality Expected to Double or More Every Year Through 2021, According to IDC." Medium, May 4, 2018. https : //medium.com/vrtoken /worldwide–spending–on–augmented–and–virtual–reality– expected–to –double–or–more–every–year–through–ff9f2901d498.

16. Interview with Susan Ip-Jewell, October 23, 2017.

第三章

1. Interview with Mario Marzo, June 26, 2018.

2. "Pianist Learns Bach in 1 Hour." (Halo Sport for Musicians : Mario Marzo.) YouTube video, 6 : 00. Posted by Halo Neuroscience, November 17, 2016. https : //www.youtube.com/watch ？ time_ continue=2&v=fVUvgUSX9hU.

3. Interview with Brett Wingeier, June 16, 2018.

4. Russell, Kane. "The Athlete's Guide to the Brain : Explosiveness." Halo Neuroscience Blog, November 29, 2018. https : //www. haloneuro.com/blogs/halo/athlete–guide–brain–explosiveness.

5. Halo Neuroscience. Case Study : Michael Johnson Performance. Posted March 3, 2016. https : //blog.haloneuro.com/case–study– michael –johnson–performance–bd76cc6be6d2.

6. Allman, Claire, et al. "Ipsilesional Anodal tDCS Enhances the Functional Benefits of Rehabilitation in Patients After Stroke." Science

Translational Medicine. 2016；8（330）：330re1. doi：10.1126/scitranslmed.aad5651.

7. Meinzer, Marcus, et al. "Transcranial Direct Current Stimulation over Multiple Days Improves Learning and Maintenance of a Novel Vocabulary." Cortex. 2014；50：137–40. https：//doi.org/10.1016/j.cortex.2013.07.013.

8. Cohen Kadosh, Roi, et al. "Modulating Neuronal Activity Produces Specific and Long-Lasting Changes in Numerical Competence." Current Biology. 2010；20（22）：2016–20. https：//doi.org/10.1016/j.cub.2010.10.007.

9. Knotkova, Helena, et al. "Transcranial Direct Current Stimulation（tDCS）：What Pain Practitioners Need to Know." Practical Pain Management. 2015；15（3）. https：//www.practicalpainmanagement.com /treatments/interventional/stimulators/transcranial–direct–current –stimulation–tdcs–what–pain.

10. Yokoi, Yuma, et al. "Transcranial Direct Current Stimulation in Depression and Psychosis：A Systematic Review." Clinical EEG and Neuroscience. 2018；49（2）：93–102. doi：10.1177/1550059417732247.

11. Kekic, Maria, et al. "Single–Session Transcranial Direct Current Stimulation Temporarily Improves Symptoms, Mood, and Self-Regulatory Control in Bulimia Nervosa：A Randomised Controlled Trial." Jiménez-Murcia S, ed. Plos One. 2017；12（1）：e0167606. doi：10.1371/journal.pone.0167606.

12. Santiesteban, I., et al. "Enhancing Social Ability by Stimulating the Right Temporoparietal Junction." Current Biology. 2012；22（23）：2274–77. doi：10.1016/j.cub.2012.10.018.

13. Clark, V. P., et al. "TDCS Guided Using fMRI Significantly

Accelerates Learning to Identify Concealed Objects." Neuroimage. 2012；59（1）：117–28. doi：10.1016/j.neuroimage.2010.11.036.

14. Nelson, Justin, et al. "The Effects of Transcranial Direct Current Stimulation（tDCS）on Multitasking Throughput Capacity. Frontiers in Human Neuroscience. 2016；10：589. https：//doi. org/10.3389/fnhum.2016.00589.

15. "Brain Stimulation." YouTube video, 3：26. Posted by AirmanMagazineOnline, March 13, 2017. https：//www.youtube.com/ watch？ time_continue=42&v=TOznTRN0KFI.

16. Tsoucalas, Gregory, et al. "The 'Torpedo' Effect in Medicine." International Maritime Health. 2014；65（2）：65–7. doi：10.5603/IMH.2014.0015. https：//pdfs.semanticscholar.org/09ce/3fe 232303c7273042e49b22fab27334d459c.pdf.

17. Barker, Anthony T. and Ian Freeston, "Transcranial Magnetic Stimulation." Scholarpedia. 2007；2（10）：2936. http：//www. scholarpedia.org/article/Transcranial_magnetic_stimulation.

18. "Dr. Anthony T. Barker Wins First International Brain Stimulation Award." Elsevier（press release）, August 10, 2016. https：// www.elsevier.com/about/press–releases/research–and–journals/dr.– anthony–t.–barker–wins–first–international–brain–stimulation– award.

19. Goudra, B., et al. "Repetitive Transcranial Magnetic Stimulation in Chronic Pain：A Meta-analysis." Anesthesia, Essays and Researches. 2017；11（3）：751–57. doi：10.4103/aer. AER_10_17.

20. Pages, Kenneth. "TMS Can Help Patients with Depression." Psychiatric News, November 17, 2017. https：//psychnews. psychiatryonline.org/doi/full/10.1176/appi.pn.2017.pp11b3.

21. McClintock, S. M., et al. "Consensus Recommendations for the Clinical Application of Repetitive Transcranial Magnetic Stimulation (rTMS) in the Treatment of Depression." Journal of Clinical Psychiatry. 2018; 79 (1): 35–48. doi: 10.4088/JCP.16cs.10905.

22. NNDC. "The National Network of Depression Centers (NNDC) rTMS Task Group Publish Comprehensive Recommendations on Repetitive Transcranial Magnetic Stimulation (rTMS)." June 27, 2017. https://nndc.org/the-national-network-of-depression-centers-nndc-rtms-task-group-publish-comprehensive-recommendations-on-repetitive-transcranial-magnetic-stimulation-rtms/.

23. Padgett, Jason and Maureen Ann Seaberg. Struck by Genius: How a Brain Injury Made Me a Mathematical Marvel. New York: Houghton Mifflin Harcourt, 2014.

24. Snyder, Allan. "Explaining and Inducing Savant Skills: Privileged Access to Lower Level, Less-Processed Information." Philosophical Transactions of the Royal Society B. 2009; 364 (1522). doi: 10.1098/rstb.2008.0290.

25. Sacks, Oliver. The Man Who Mistook His Wife for a Hat: And Other Clinical Tales. New York: Touchstone, 1985.

26. Snyder, A., et al. "Savant-like Numerosity Skills Revealed in Normal People by Magnetic Pulses." Perception. 2006; 35: 837–45. doi: 10.1068/p5539.

27. Chi, Richard P. and Allan W. Snyder. "Brain Stimulation Enables the Solution of an Inherently Difficult Problem." Neuroscience Letters. 2012; 515 (2): 121–24. doi: 10.1016.j.neulet.2012.03.012.

28. Automatic Brain: The Magic of the Unconscious Mind. Directed by Francesca D'Amicis, et al., 2012. https://www.amazon.com/

Automatic-Brain-Magic-Unconscious-Mind/dp/B01J2BFF8E.
（Originally released as The Magic of the Unconscious : Automatic
Brain. 2011. https : //www.films.com/ecTitleDetail.aspx ?
TitleID=27351）.

29. Grisham, John. The Tumor. Charlottesville, VA : Focused
Ultrasound Foundation, 2016.

30. American Association of Neurological Surgeons. "Glioblastoma
Multiforme." Accessed July 7, 2019. https : //www.aans.org/
Patients/Neurosurgical-Conditions-and-Treatments/Glioblastoma-
Multiforme.

31. Kassell, Neal, et al. "Curing with Sound." YouTube video, 18 : 33.
Posted by TEDx Charlottesville, December 1, 2015. https : //www.
youtube.com/watch ? v=VbDZzBcMd5E.

32. MedlinePlus. "Levodopa and Carbidopa." Accessed July 7, 2019.
https : //medlineplus.gov/druginfo/meds/a601068.html.

33. Moore, Thomas J., et al. "Reports of Pathological Gambling,
Hypersexuality, and Compulsive Shopping Associated with Dopamine
Receptor Agonist Drugs." JAMA Internal Medicine. 2014 ; 174（12）:
1930–33. doi : 10.1001/jamainternmed.2014.5262.

34. American Academy of Neurology. "Parkinson's Medication Linked to
Gambling." ScienceDaily, August 12, 2003. www.sciencedaily.com/
releases/2003/08/030812073612.htm.

35. Kassell, Neal, et al. "Curing with Sound." YouTube video, 18 : 33.
Posted by TEDx Charlottesville, December 1, 2015. https : //www.
youtube.com/watch ? v=VbDZzBcMd5E.

36. Elekta.com. "What Is Gamma Knife Surgery ? " Accessed July 7,
2019. https : //www.elekta.com/patients/gammaknife-treatment-
process/.

37. Interview with Dr. Neal Kassell, August 23, 2018.

38. Bond, Aaron E., et al. "Safety and Efficacy of Focused Ultrasound Thalamotomy for Patients with Medication-Refractory , Tremor-Dominant Parkinson Disease : A Randomized Clinical Trial." JAMA Neurology. 2017 ; 74 (12): 1412–18. doi : 10.1001/jamaneurol.2017.3098.

39. Lipsman, Nir, et al. "Blood-Brain Barrier Opening in Alzheimer's Disease Using MR-Guided Focused Ultrasound." Nature Communications. 2018 ; 9 (1): 2336. doi : 10.1038/s41467–018–04529–6.

第四章

1. Interview with Mark Pollock, July 17, 2018.

2. Mark Pollock with Ross Whitaker. Making It Happen. Dublin : Mark Pollock, 2005.

3. World Health Organization. "Spinal Cord Injury." November 19, 2013. http : //www.who.int/news–room/fact–sheets/detail/spinal–cord–injury.

4. Armour, Brian S., et al. "Prevalence and Causes of Paralysis—United States, 2013." American Journal of Public Health. Oct. 2016 ; 106 : 1855–57. doi : 10.2105/AJPH.2016.303270.

5. Pollock, Mark and Simone George. "A Love Letter to Realism in a Time of Grief." YouTube video, 19 : 16. Posted by TEDx, April 2018. https : //www.ted.com/talks/mark_pollock_and_simone_george_a_love_letter_to_realism_in_a_time_of_grief ? language=en.

6. Angeli, C. A., et al. "Altering Spinal Cord Excitability Enables Voluntary Movements After Chronic Complete Paralysis in Humans." Brain. 2014 ; 137 (Pt 5): 1394–409. doi : 10.1093/brain/awu038.

7. Gad, Parag, et al. "Weight Bearing Over-ground Stepping in an Exoskeleton with Non-invasive Spinal Cord Neuromodulation After Motor Complete Paraplegia." Frontiers in Neuroscience. 2017; 11: 333. doi: 10.3389/fnins.2017.00333.

8. Christopher & Dana Reeve Foundation. "Paralysis in the U.S." Accessed July 8, 2019. http://s3.amazonaws.com/reeve-assets-production/RFParalysisintheUSBrief.pdf.

9. Christopher & Dana Reeve Foundation. "Costs of Living with SCI." Accessed August 11, 2019. https://www.christopherreeve.org/living-with-paralysis/costs-and-insurance/costs-of-living-with-spinal-cord-injury.

10. Christopher & Dana Reeve Foundation. "Stats About Paralysis." Accessed July 8, 2019. https://www.christopherreeve.org/living-with-paralysis/stats-about-paralysis.

11. Amr, Sherif M., et al. "Bridging Defects in Chronic Spinal Cord Injury Using Peripheral Nerve Grafts Combined with a Chitosan-Laminin Scaffold and Enhancing Regeneration Through Them by Co-Transplantation with Bone-Marrow-Derived Mesenchymal Stem Cells: Case Series of 14 Patients." The Journal of Spinal Cord Medicine. 2014; 37 (1): 54–71. doi: 10.1179/2045772312Y.0000000069.

12. Ahmad, A., et al. "Optogenetics Applications for Treating Spinal Cord Injury." Asian Spine Journal. 2015; 9 (2): 299–305. doi: 10.4184/asj.2015.9.2.299.

13. Carnegie Mellon University. Press Release: "Renowned Neuroscientist Karl Deisseroth to Receive Carnegie Mellon's Dickson Prize in Science." January 29, 2014. https://www.cmu.edu/news/stories/archives/2014/january/jan29_dicksonprizedeisseroth.html.

14. Ahmad, A., et al. "Optogenetics Applications for Treating Spinal Cord Injury." Asian Spine Journal. 2015；9（2）：299–305. doi：10.4184/asj.2015.9.2.299.

15. Interview with Geoffrey Ling, MD, August 31, 2018.

16. Montgomery, Nancy. "2016 Marks First Year Without Combat Amputation Since Afghan, Iraq Wars Began." Stars and Stripes, March 18, 2017. https：//www.stripes.com/2016-marks-first-year-without-combat-amputation-since-afghan-iraq-wars-began-1.459288.

17. Brumfiel, Geoff. "The Insane and Exciting Future of the Bionic Body." Smithsonian.com, September 2013. https：//www.smithsonianmag.com/innovation/the-insane-and-exciting-future-of-the-bionic-body-918868/.

18. Ifft, Peter J., et al. "A Brain-Machine Interface Enables Bimanual Movements in Monkeys." Science Translational Medicine. 2013；5（210）：210ra154. doi：10.1126/scitranslmed.3006159.

19. Chase, Steven, M., et al. "Behavioral and Neural Correlates of Visuomotor Adaptation Through a Brain-Computer Interface in Primary Motor Cortex." Journal of Neurophysiology. 2012；108（2）：624–44. https：//doi.org/10.1152/jn.00371.2011.

20. Neergaard, Lauran. "Paralyzed Man Uses Mind-Controlled Robot Arm to Touch." Sydney Morning Herald, October 10, 2011. https：//www.smh.com .au/technology/paralyzed-man-uses-mindpowered-robot-arm-to-touch -20111010-1lh6u.html.

21. Ling, Geoffrey. "Saying Yes to Innovation［AngelMD Alpha Conference 2018］." YouTube video, 38：08. Posted by AngelMD Inc., February 8, 2018. https：//www.youtube.com/watch？v=PMsvJQO11-0.

22. Gohd, Chelsea. "Florida Man Becomes First Person to Live with Advanced Mind–Controlled Robotic Arm." Futurism, February 3, 2018. https：//futurism.com/mind–controlled–robotic–arm–johnny–matheny/.

23. Karimi, M. T. "Robotic Rehabilitation of Spinal Cord Injury Individual." Ortopedia, Traumatologia, Rehabilitacja. 2013. Jan–Feb；15（1）：1–7. doi：10.5604/15093492.1032792.

24. Baldwin, Roberto. "Ford Thinks Exoskeletons Are Ready for Prime Time in Its Factories." Engadget, August 7, 2018. https：//www.engadget.com/2018/08/07/ford–exoskeletons–eksovest/.

25. Ford Media Center. "Ford Pilots New Exoskeleton Technology to Help Lessen Chance of Worker Fatigue, Injury." November 9, 2017. https：//media.ford.com/content/fordmedia/fna/us/en/news/2017/11/09/ford–exoskeleton–technology–pilot.html.

26. Park, Sung Hyun, et al. "3D Printed Polymer Photodetectors." Advanced Materials, 2018. doi：10.1002/adma.201803980.

第五章

1. Cyborg Foundation. Accessed July 8, 2019. https：//www.cyborgfoundation.com/.

2. Human by Design. Deus Ex, 2016. https：//www.amazon.com/Human–Design–Presented–Mankind–Divided/dp/B01ISIPKB4.

3. NIH Genetics Home Reference. "Achromatopsia." Accessed July 8, 2019. https：//ghr.nlm.nih.gov/condition/achromatopsia#statistics.

4. Harbisson, Neil. "D&AD President's Lecture." YouTube video, 3：23. Posted by D&AD, May 18, 2015. https：//www.youtube.com/watch？v=2lHPpyRZujM.

5. Akst, Jef. "The Sound of Color." The Scientist, May 1, 2012. https：

//www.the-scientist.com/notebook/the-sound-of-color-41058.

6. Alfaro, Arantxa, et al. "Hearing Colors : An Example of Brain Plasticity." Frontiers in Systems Neuroscience. 2015 ; 9 : 56. doi : 10.3389/fnsys.2015.00056.

7. Munsell Color. "Neil Harbisson Interview-Part 5 : Beyond Hearing Color." Accessed July 8, 2019. https : //munsell.com/color-blog/neil-harbisson-infrared-hearing/.

8. Harbisson, Neil. A Collection of Essays. Cyborg Arts Limited. Accessed September 3, 2018.

9. Business Insider Tech. "This Real-life Cyborg Has an Antenna Implanted into His Skull." YouTube video, 4 : 27. Posted by BI Tech, March 3, 2015. https : //www.youtube.com/watch ? v=NivuCuwZ944.

10. Interview with Kevin Warwick, October 2, 2018.

11. Nuyujukian, Paul, et al. "Cortical Control of a Tablet Computer by People with Paralysis." Plos One. 2018, November 21 ; 13 (11): e0204566. https : //doi.org/10.1371/journal.pone.0204566.

12. Pearce, J. M. S. "Henry Head (1861–1940)." Journal of Neurology, Neurosurgery & Psychiatry. 2000 ; 69 : 578. http : //dx.doi.org/10.1136/jnnp.69.5.578.

13. Lenfest, Stephen M. "Dr. Henry Head and Lessons Learned from His Self-Experiment on Radial Nerve Transection." Journal of Neurosurgery. 2011 ; 114 (2): 529–33. doi : 10.3171/2010.8.JNS10400.

14. Biello, David. "Albert Hofmann, Inventor of LSD, Embarks on Final Trip." Scientific American, April 30, 2008. https : //www.scientificamerican.com/article/inventor-of-lsd-embarks-on-final-trip/.

15. Marshall, Barry and Paul C. Adams. "Helicobacter Pylori : A Nobel Pursuit ? " Canadian Journal of Gastroenterology. 2008 ; 22 (11) : 895–96. https : //www.ncbi.nlm.nih.gov/pmc/articles/PMC2661189/.

16. Warwick, K., et al. "Thought Communication and Control : A First Step Using Radiotelegraphy." IEE Proceedings–Communications. 2004 ; 151 (3) . doi : 10.1049/ip–com : 20040409.

17. Warwick, Kevin, et al. "The Application of Implant Technology for Cybernetics Systems." Archives of Neurology. 2003 ; 60 (10) : 1369–73. doi : 10.1001/archneur.60.10.1369.

18. Rosellini, Will. "Beyond Human." TEDxPlano. YouTube video, 20 : 08. Posted by TEDx Talks, May 8, 2015. https : //www.youtube. com/watch ? v=sTOej9IUF6I.

19. Interview with Will Rosellini, June 21, 2018.

20. Gardner, John. "A History of Deep Brain Stimulation : Technological Innovation and the Role of Clinical Assessment Tools." Social Studies of Science. 2013 ; 43 (5) : 707–28. doi : 10.1177/0306312713483678.

21. Parkinson's Foundation. "Statistics." Accessed August 10, 2019. http : //parkinson.org/Understanding–Parkinsons/Causes–and– Statistics/Statistics.

22. Aquilina, O. "A Brief History of Cardiac Pacing." Images in Paediatric Cardiology. 2006 ; 8 (2) : 17–81. https : //www.ncbi. nlm.nih.gov/pmc/articles/PMC3232561/.

23. National Institute on Deafness and Other Communication Disorders (NIDCD) . "Cochlear Implants." Accessed August 10, 2019. https : //www.nidcd.nih.gov/health/cochlear–implants.

24. Spinks, Rosie. "Meet the French Neurosurgeon Who Accidentally Invented the 'Brain Pacemaker.'" Quartz, June 13, 2016. https : //

qz.com/704522/meet-the-french-neurosurgeon-who-accidentally-invented-the-brain-pacemaker/.

25. World Health Organization. "Deafness and Hearing Loss." Accessed July 8, 2019. http：//www.who.int/news-room/fact-sheets/detail/deafness-and-hearing-loss.

26. Garberoglio, Carrie Lou, et al. "Deaf People and Employment in the United States：2016." Washington, DC：U.S. Department of Education, Office of Special Education Programs, National Deaf Center on Postsecondary Outcomes. https：//www.nationaldeafcenter.org/sites/default/files/Deaf%20Employment%20Report_final.pdf.

27. Cornea Research Foundation of America. "Artificial Cornea." Accessed July 8, 2019. http：//www.cornea.org/Learning-Center/Cornea-Transplants/Artificial-Cornea.aspx.

28. CentraSight. "Implantable Telescope Technology for End-Stage Age-Related Macular Degeneration（AMD）." Accessed July 8, 2019. https：//www.centrasight.com/about-centrasight/implantable-telescope-technology/.

29. Issani, Rozina. "Living in the Dark." Toronto Life, May 19, 2016. https：//torontolife.com/city/life/rozina-issani-retinitis-blindness-memoir/.

30. Second Sight. Accessed August 10, 2019. http：//www.secondsight.com/g-the-argus-ii-prosthesis-system-pf-en.html.

31. USC Roski Eye Institute. "Mark Humayun, MD, PhD." Accessed July 8, 2019. https：//eye.keckmedicine.org/doctors/dr-mark-humayun/.

32. Moore, Samuel K. "Vagus Nerve Stimulation Succeeds in Long-Term Stroke Recovery Trial." IEEE Spectrum, May 30, 2017. https：//

spectrum.ieee.org/the–human–os/biomedical/devices/vagus–nerve–
stimulation –succeeds–in–longterm–stroke–recovery.

33. Dawson, Jesse, et al. "Safety, Feasibility, and Efficacy of Vagus
Nerve Stimulation Paired with Upper-Limb Rehabilitation After
Ischemic Stroke." Stroke ; a Journal of Cerebral Circulation. 2016 ;
47（1）：143–150. doi： 10.1161/STROKEAHA.115.010477.

34. Anumanchipalli, Gopala, K., et al. "Speech Synthesis from Neural
Decoding of Spoken Sentences." Nature. 2019 ; 568 : 493–98.
https：//www.nature.com/articles/s41586–019–1119–1.

35. Weiler, Nicholas. "Breakthrough Device Translates Brain Activity
into Speech," University of California News, April 25, 2019. https：
//www.universityofcalifornia.edu/news/synthetic–speech–generated–
brain –recordings.

36. National Institute of Mental Health. "Post-Traumatic Stress Disorder."
Accessed August 10, 2019. https： //www.nimh.nih.gov/health/
statistics/post–traumatic–stress–disorder–ptsd.shtml.

37. Noble, L. J., et al. "Effects of Vagus Nerve Stimulation on Extinction
of Conditioned Fear and Post-Traumatic Stress Disorder Symptoms
in Rats." Translational Psychiatry. 2017 ; 7（8）：e1217. doi：
10.1038/tp.2017.191.

38. Metz, Rachel. "This Company Embeds Microchips in Its Employees,
and They Love It." MIT Technology Review, August 17, 2018. https：
//www.technologyreview.com/s/611884/this–company–embeds–
microchips–in–its –employees–and–they–love–it/.

39. Holley, Peter. "This Company Microchips Employees. Could Your
Ailing Relative Be Next ？ " Washington Post, August 24, 2018.
http：//www.latimes.com/business/technology/la–fi–tn–microchip–
20180824–story .html.

40. "Radio Frequency Identification（RFID）Privacy Laws." National Conference of State Legislatures. Accessed August 10, 2019. http : //www.ncsl.org/research/telecommunications–and–information–technology/radio–frequency–identification–rfid–privacy–laws.aspx.

41. Markoff, John. "Elon Musk's Neuralink Wants 'Sewing Machine-Like' Robots to Wire Brains to the Internet." New York Times, July 16, 2019. https : //www.nytimes.com/2019/07/16/technology/neuralink–elon–musk.html ; Scaturro, Michael. "Elon Musk is Making Implants to Link the Brain with a Smartphone." CNN, July 18, 2019, https : //www.cnn.com/2019/07/17/tech/elon–musk–neuralink–brain–implant/index.html ; Robbins, Rebecca. "Elon Musk Wants to Test Brain-Reading Implants in Paralyzed Patients Next Year." Stat News, July 17, 2019. https : //www.statnews.com/2019/07/17/elon–musk–wants–to–test–brain–reading–implants–in–paralyzed–patients–next–year/.

42. Fourtané, Susan. "Neuralink : How the Human Brain Will Download Directly from a Computer." Interesting Engineering, September 2, 2018. https : //interestingengineering.com/neuralink–how–the–human–brain–will –download–directly–from–a–computer.

43. Tangermann, Victor. "Elon Musk Says an Update on His Brain-Computing Interface Is 'Coming Soon.'" Business Insider, April 24, 2019. https : //www.businessinsider.com/elon–musk–ab–update–on–brain–computing–interface–is–coming–soon–2019–4.

44. Kernel. https : //kernel.co/.

45. "Next-Generation Non–Surgical Neurotechnology（N^3）." FedBizOpps.gov. Accessed August 10, 2019. https : //www.fbo.gov/index.php？s=opportunity&mode=form&id=767054e365fc2ac4cd05a338a6d35a1d&tab=core&tabmode=list&=.

46. Naumann，J. Search for Paradise：A Patient's Account of the Artificial Vision Experiment. Bloomington，Indiana：Xlibris，2012.

第六章

1. CDC. "Basic Information About Traumatic Brain Injury." Accessed July 8，2019. https：//www.cdc.gov/traumaticbraininjury/basics.html.

2. CDC. "Stroke Facts." Accessed July 8，2019. https：//www.cdc.gov/stroke/facts.htm.

3. American Cancer Society. "Key Statistics for Brain and Spinal Cord Tumors." Accessed July 8，2019. https：//www.cancer.org/cancer/brain-spinal-cord -tumors-adults/about/key-statistics.html.

4. Alzheimer's Association. "2019 Alzheimer's Disease Facts and Figures." http：//www.alz.org/facts/overview.asp.

5. Interview with Frank Tarazi，June 27，2018.

6. Kelland，Kate. "Bill Gates Makes $100 Million Personal Investment to Fight Alzheimer's." Reuters，November 13，2017. https：//www.reuters.com/article/us-health-dementia-gates/bill-gates-makes-100-million-personal-investment-to-fight-alzheimers-idUSKBN1DD0S3.

7. Maurer，Konrad，et al. "Auguste D and Alzheimer's Disease." The Lancet. 1997；349（9064）：P1546-49. https：//doi.org/10.1016/S0140-6736（96）10203-8.

8. Senior Living. "1900-2000：Changes in Life Expectancy in the United States." Accessed August 10，2019. https：//www.seniorliving.org/history/1900-2000-changes-life-expectancy-united-states/.

9. Editorial. "Method of the Year 2010." Nature Methods. 2011；8(1)：1. doi：10.1038/NMETH.F.321.

10. BreakthroughPrize.org. "Life Sciences Breakthrough Prize Laureates 2016." https：//breakthroughprize.org/Laureates/2/P1/Y2016.

11. Gairdner.org. Canada Gairdner Awards 2018 Laureates. https：//
gairdner.org/winners/current–winners/.

12. Interview with Ed Boyden, November 5, 2018.

13. Ryan, Tomás J, et al. "Engram Cells Retain Memory Under
Retrograde Amnesia." Science. 2015；348（6238）: 1007–13.
doi：10.1126/science.aaa5542；van Wyk, Michiel, et al. "Restoring
the ON Switch in Blind Retinas: Opto-mGluR6, a Next-Generation,
Cell-Tailored Optogenetic Tool." Plos Biology, May 7, 2015. doi：
10.1371/journal.pbio.1002143；Ramirez, Steve, et al. "Activating
Positive Memory Engrams Suppresses Depression-Like Behavior."
Nature. 2015；522：335–39 doi：10.1038/nature14514.

14. Chen, F., et al. "Optical Imaging. Expansion Microscopy." Science.
2015；347（6221）: 543–48. doi：10.1126/science.1260088.

15. Stam, C. J., et al. "Generalized Synchronization of MEG Recordings in
Alzheimer's Disease: Evidence for Involvement of the Gamma Band."
Journal of Clinical Neurophysiology. 2002；19（6）: 562–74. https：
//www.ncbi.nlm.nih.gov/pubmed/12488788.

16. Cardin, Jessica A., et al. "Driving Fast-Spiking Cells Induces
Gamma Rhythm and Controls Sensory Responses." Nature. 2009；
459（7247）: 663–67. doi：10.1038/nature.08002.

17. Iaccarino, Hannah F., et al. "Gamma Frequency Entrainment
Attenuates Amyloid Load and Modifies Microglia." Nature. 2016；
540：230–35. https：//www.nature.com/articles/nature20587.

18. Hampson, Robert E., et al. "Developing a Hippocampal Neural
Prosthetic to Facilitate Human Memory Encoding and Recall."
Journal of Neural Engineering. 2018；15（3）. https：//doi.
org/10.1088/1741–2552/aaaed7.

19. "Breaking News." Hampson Lab, March 28, 2018. Accessed July 8,

2019. http：//hampsonlab.org/index.html.

20. Squire，L. R. "The Legacy of Patient H.M. for Neuroscience. Neuron. 2009；61（1）：6–9. doi：10.1016/j.neuron.2008.12.023.

21. Milner，Brenda，et al. "Further Analysis of the Hippocampal Amnesic Syndrome： 14-Year Follow-Up Study of H.M." Neuropsychologia. 1968；6：215–34. https：//is.muni.cz/el/1423/podzim2011/PSY221_P11/um/27733942/Milner__Corkin___Teuber__1968_.pdf.

22. "Theodore Berger： Neuroengineering–The Future Is Now." YouTube video，28：49. Posted by MIT Technology Review，November 8，2013. https：//www.youtube.com/watch？ time_continue=7&v=bHubR09oKKE.

23. Hampson，Robert E.，et al. "Developing a Hippocampal Neural Prosthetic to Facilitate Human Memory Encoding and Recall"（Video abstract）. Journal of Neural Engineering. 2018；15：3. https：//doi.org/10.1088/1741–2552/aaaed7.

24. Ramirez，Steve，et al. "Creating a False Memory in the Hippocampus." Science. 2013；341（6144）：387–91. doi：10.1126/science.1239073.

25. Bali，Parul，et al. "Potential for Stem Cells Therapy in Alzheimer's Disease： Do Neurotrophic Factors Play Critical Role？" Current Alzheimer Research. 2017；14（2）：208–20. https：//www.ncbi.nlm.nih.gov/pmc/articles/PMC5880623/.

26. Longeveron LLC. "Longeveron Recruiting for Stem Cell Alzheimer's Trial in South Florida," May 23，2018. https：//www.prnewswire.com/news–releases/longeveron–recruiting–for–stem–cell–alzheimers–trial–in–south–florida–300653573.html.

27. Snowdon，D. A. "Healthy Aging and Dementia： Findings from the

Nun Study." Annals of Internal Medicine. 2003；139（5 pt 2）：
450–54. https：//www.ncbi.nlm.nih.gov/pubmed/12965975.

28. Vrselja, Zvonimir, et al. "Restoration of Brain Circulation and
Cellular Functions Hours Post–Mortem." Nature. 2019；568：336–
43. https：//www.nature.com/articles/s41586–019–1099–1.

第七章

1. Grace, Katja, et al. "When Will AI Exceed Human Performance？
Evidence from AI Experts." Journal of Artificial Intelligence Research.
2018；62：729–54. https：//www.jair.org/index.php/jair/article/
download/11222/26431/.

2. Koene, Randal A. "Mind Uploading." Accessed July 8, 2019. http：
//rak.minduploading.org/.

3. Interview with Gary Flake, September 6, 2018.

4. Levy, Steven. "What Deep Blue Tells Us About AI in 2017." Wired,
May 23, 2017. https：//www.wired.com/2017/05/what–deep–blue–
tells–us–about–ai–in–2017/.

5. Harada, C. N., et al. "Normal Cognitive Aging." Clinics in Geriatric
Medicine. 2013；29（4）：737–52. doi：10.1016/j.cger.2013.07.002.

6. Terry, R. D. and R. Katzman. "Life Span and Synapses：Will There
Be a Primary Senile Dementia？" Neurobiology of Aging. 2001；22
（3）：347–48；discussion 353–4. https：//www.ncbi.nlm.nih.gov/
pubmed/11378236.

7. Meier–Ruge, W., et al. "Age-Related White Matter Atrophy in the
Human Brain." Annals of the New York Academy of Sciences. 1992；
673：260–69. https：//www.ncbi.nlm.nih.gov/pubmed/1485724.

8. U.S. Census Bureau. "Facts for Features：Older Americans Month：
May 2017." Release Number：CB17–FF.08. https：//www.census.

9. Bobrov, Pavel, et al. "Brain-Computer Interface Based on Generation of Visual Images." Rogers, S., ed. Plos One. 2011；6（6）：e20674. doi：10.1371/journal.pone.0020674.

10. Interview with Alex Zhavoronkov, July 5, 2018.

11. Sissons, Claire. "How Much Blood Is in the Human Body？" Medical News Today, March 6, 2018. https：//www. medicalnewstoday.com/articles/321122.php.

12. Xu, Ming, et al. "Senolytics Improve Physical Function and Increase Lifespan in Old Age." Nature Medicine. 2018；24：1246–56. doi：10.1038/s41591–018–0092–9.

13. Kochanek, Kenneth D., et al. "Mortality in the United States, 2016." NCHS. 2017；Data Brief No. 293. https：//www.cdc.gov/nchs/data/databriefs/db293.pdf.

14. PETA. "Mice and Rats in Laboratories." Accessed July 8, 2019. https：//www.peta.org/issues/animals–used–for–experimentation/animals–laboratories/mice–rats–laboratories/.

15. Wang, D., et al. "Deep Learning for Identifying Metastatic Breast Cancer." 2016；arXiv preprint arXiv：1606.05718. http：//j.mp/2o6FejM.

16. Weng, Stephen F., et al. "Can Machine-Learning Improve Cardiovascular Risk Prediction Using Routine Clinical Data？" Plos One. 2017；12（4）：e0174944. https：//doi.org/10.1371/journal.pone.0174944.

17. Gulshan, Varun, et al. "Development and Validation of a Deep Learning Algorithm for Detection of Diabetic Retinopathy in Retinal Fundus Photographs." JAMA. 2016；316（22）：2402–10. doi：10.1001/jama.2016.17216.

18. Simon, Matt. "Inside the Mind of Amanda Feilding, Countess of Psychedelic Science," Wired, February 15, 2018. https：//www.wired.com/story/inside-the-mind-of-amanda-feilding-countess-of-psychedelic-science/.

19. Interview with Rachel Thomas, December 13, 2018.

20. Arbel, Tali. "Researchers Say Amazon Face-Detection Technology Shows Bias." Tech Xplore, January 25, 2019. https：//techxplore.com/news/2019-01-amazon-face-detection-technology-bias.html.

21. "Elon Musk Answers Your Questions！ /SXSW 2018." YouTube video, 1：11：37. Posted by SXSW, March 11, 2018. https：//www.youtube.com /watch？ time_continue=1&v=kzlUyrccbos.

22. Grace, Katja., et al. "When Will AI Exceed Human Performance？ Evidence from AI Experts." Journal of Artificial Intelligence Research. 2018；62：729–54. https：//www.jair.org/index.php/jair/article/download/11222/26431/；"2016 Expert Survey on Progress in AI." AI Impacts, December 14, 2016. https：//aiimpacts.org/2016-expert-survey-on-progress-in-ai/.

23. Smith, Craig. "26 Amazing Skype Statistics and Facts（2019）." DMR, June 7, 2019. https：//expandedramblings.com/index.php/skype-statistics/.

24. Interview with Jaan Tallinn, October 3, 2018.

25. Tallinn, J. "Beneficial AI 2017." Future of Life Institute, January 7, 2017. Accessed July 9, 2019. https：//futureoflife.org/wp-content/uploads/2017/01/Jaan-Tallinn.pdf？ x40372.

26. Tallinn, J. "Beneficial AI 2017." Future of Life Institute, January 7, 2017. Accessed July 9, 2019. https：//futureoflife.org/wp-content/uploads/2017/01/Jaan-Tallinn.pdf？ x40372.

27. OpenAI. "About OpenAI." Accessed August 10, 2019. https：//openai.

com/about/.

28. Partnership on AI. Accessed August 10, 2019. https：//www.
partnershiponai.org/.

29. Future of Life Institute. "Beneficial AI 2017." Accessed August 10,
2019. https：//futureoflife.org/bai-2017/.

30. Future of Life Institute. "Asilomar AI Principles." Accessed August
10, 2019. https：//futureoflife.org/ai-principles/.

31. Wang, D., et al. "Deep Learning for Identifying Metastatic Breast
Cancer." 2016；arXiv preprint arXiv：1606.05718. http：//
j.mp/2o6FejM.

第八章

1. "Recruiting Participants in India for the Human Brain Diversity
Project." YouTube video, 4：14. Posted by Sapien Labs, December 3,
2016. https：//www.youtube.com/watch？v=5QeYNU_pyUE.

2. Interview with Tara Thiagarajan, August 16, 2018.

3. Will, Tyler R., et al. "Problems and Progress Regarding Sex
Bias and Omission in Neuroscience Research." eNeuro. 2017；
4（6）ENEURO.0278-17.2017. https：//doi.org/10.1523/
ENEURO.0278-17.2017.

4. Ruigrok, Amber N., et al. "A Meta-Analysis of Sex Differences in
Human Brain Structure." Neuroscience & Biobehavioral Reviews.
2014；39（100）：34-50. doi：10.1016/j.neubiorev.2013.12.004.

5. Amen, D. G., et al. "Gender-Based Cerebral Perfusion Differences in
46, 034 Functional Neuroimaging Scans." Journal of Alzheimer's
Disease. 2017；60（2）：605-14. doi：10.3233/JAD-170432.

6. Wyciszkiewicz, Aleksandra, et al. "Cerebellar Volume in Children
with Attention-Deficit Hyperactivity Disorder（ADHD）：Replication

Study." Journal of Child Neurology. 2016；32（2）：215–21. https：
//doi.org/10.1177/0883073816678550.

7. Chuang，Jie-Yu, et al. "Adolescent Major Depressive Disorder：
Neuroimaging Evidence of Sex Difference During an Affective Go/
No-GoTask." Frontiers in Psychiatry，July 11，2017. https：//doi.
org/10.3389/fpsyt.2017.00119.

8. Anxiety and Depression Association of America. "Women and
Depression." Accessed July 9, 2019. https：//adaa.org/find-help-for/
women/depression.

9. Liu，Katherine A. and Natalie A. Dipietro Mager. "Women's
Involvement in Clinical Trials：Historical Perspective and Future
Implications." Pharmacy Practice. 2016；14（1）：708. doi：10：
18549/PharmPract.2016.01.708.

10. Mazure，C. M. and D. P. Jones. "Twenty Years and Still Counting：
Including Women as Participants and Studying Sex and Gender in
Biomedical Research." BMC Women's Health. 2015；15：94. doi：
10.1186/s12905-015-0251-9.

11. Interview with Tara Thiagarajan，August 16，2018.

12. Klimesch，Wolfgang. "Alpha-Band Oscillations，Attention，and
Controlled Access to Stored Information." Trends in Cognitive
Sciences. 2012；16(12)：606–17. doi：10.1016/j.tics.2012.10.007.

13. "FAQs：Global Poverty Line Update." The World Bank，September
30，2015. http：//www.worldbank.org/en/topic/poverty/brief/global-
poverty-line-faq.

14. Sapien Labs. "Neurolab Program." Accessed July 29，2019. https：//
sapienlabs.co/neurolabs/.

15. Yeatman，Jason D.，et al. "A Browser-Based Tool for Visualization
and Analysis of Diffusion MRI Data." Nature Communications.

2018；9（1）：940. doi：10.1038/s41467-018-03297-7.

16. Sweeney, L. "Only You, Your Doctor, and Many Others May Know." Technology Science, September 29, 2015. http：// techscience.org/a/2015092903.

17. Yoo, Ji Su, et al. "Risks to Patient Privacy：A Re-Identification of Patients in Maine and Vermont Statewide Hospital Data." Technology Science, October 9, 2018. https：//techscience.org/a/2018100901.

18. According to its homepage, this U.S. agency "invests in high-risk/ high-payoff research programs that have the potential to provide our nation with an overwhelming intelligence advantage"（https：//www. iarpa.gov/）.

19. BRAIN Initiative. "BRAIN Investment Pays Off." Accessed July 29, 2018. http：//www.braininitiative.org/achievements/brain-investment-pays-off/.

20. Interview with Adam Gazzaley, June 28, 2018.

21. Interview with Tom Insel, June 22, 2018.

22. Interview with Neal Kassell, August 23, 2018.

23. Interview with Brett Wingeier, June 14, 2018.

24. Interview with Mark Pollock, July 17, 2018.

第九章

1. "UAE to Build First City on Mars by 2117." Gulf News, February 14, 2017. https：//gulfnews.com/uae/uae-to-build-first-city-on-mars-by-2117 -1.1978549.

2. Government of Dubai Media Office. "VP, Abu Dhabi Crown Prince Launch Mars Science City." September 26, 2017. http：//mediaoffice. ae/en/media-center/news/26/9/2017/mars.aspx.

3. Salama, Samir. "Mohammad Bin Rashid Reveals Reshuffled UAE

Cabinet." Gulf News, October 19, 2017. https : //gulfnews.com/ uae/government/mohammad–bin–rashid–reveals–reshuffled–uae– cabinet–1.2108934.

4. UAE 2031. "UAE Artificial Intelligence Strategy." Accessed July 29, 2019. http : //www.uaeai.ae/en/.

5. Yuste, Rafael, et al. "Four Ethical Priorities for Neurotechnologies and AI." Nature. 2017 ; 551 (7679): 159–163. doi : 10.1038/551159a.

6. Interview with Karen Rommelfanger, November 26, 2018.

7. Global Neuroethics Summit Delegates, et al. "Neuroethics Questions to Guide Ethical Research in the International Brain Initiatives." Neuron. 2018 ; 100 (1): 19–36. doi : 10.1016/j.neuron.2018.09.021.

8. Heiden, Petra, et al. "Pathological Gambling in Parkinson's Disease : What Are the Risk Factors and What Is the Role of Impulsivity ? " European Journal of Neuroscience. 2016 ; 45 (1): 67–72. doi : 10.1111/ejn.13396.

9. Corvol, J.-C., et al. "Longitudinal Analysis of Impulse Control Disorders in Parkinson Disease." Neurology. 2018 ; 91 (3): e189–e201. doi : 10.1212/WNL.0000000000005816.

10. Boylan, Laura S. and Vladimir S. Kostić. "Don't Ask, Don't Tell : Impulse-Control Disorders in PD." Neurology. 2018 ; 91 (3): 107–08. doi : 10.1212/WNL.0000000000005806.

11. Huth, Alexander G., et al. "Decoding the Semantic Content of Natural Movies from Human Brain Activity." Frontiers in Systems Neuroscience. 2016 ; 10 : 81. https : //doi.org/10.3389/ fnsys.2016.00081 ; Nishimoto, S., et al. "Reconstructing Visual Experiences from Brain Activity Evoked by Natural Movies." Current Biology. 2011 ; 21(19): 1641–46. doi : 10.1016/j.cub.2011.08.031.

12. Just, Marcel Adam, et al. "A Neurosemantic Theory of Concrete

Noun Representation Based on the Underlying Brain Codes." Plos One. 2010；5（1）：e8622. doi：10.1371/journal.pone.0008622；Kassam, Karim S., et al. "Identifying Emotions on the Basis of Neural Activation." Plos One. 2013；8（6）：e66032. doi：10.1371/journal.pone.0066032.

13. World Economic Forum. "The Future of Jobs Report 2018," 2018. http：//www3.weforum.org/docs/WEF_Future_of_Jobs_2018.pdf.

14. McKinsey Global Institute. "Jobs Lost, Jobs Gained：Workforce Transitions in a Time of Automation." December 2017, McKinsey & Company. Accessed July 9, 2019. https：//www.mckinsey. com/~/media/McKinsey/Featured%20Insights/Future%20of%20 Organizations/What%20the%20future%20of%20work%20will%20 mean%20for%20jobs%20skills%20and%20wages/MGI-Jobs-Lost- Jobs-Gained-Executive-summary-December-6-2017.ashx.

15. Ng, Andrew. "AI Transformation Playbook：How to Lead Your Company into the AI Era." Landing AI, December 13, 2018. https：// landing.ai/ai-transformation-playbook/.

16. Viswanathan, Meera, et al. "Interventions to Improve Adherence to Self-administered Medications for Chronic Diseases in the United States：A Systematic Review." Annals of Internal Medicine. 2012；157（11）：785-95. doi：10.7326/0003-4819-157-11-201212040- 00538.